간이 살아야
내가 산다

KANZO DAI FUKKATSU by Takeshi Kurihara
Copyright ©2025 Takeshi Kurihara
All rights reserved.

Original Japanese edition published by TOYO KEIZAI INC.
Korean translation copyright ©2025 by Link Books.
This Korean edition published by arrangement with TOYO KEIZAI INC., Tokyo,
through BC Agency, Seoul.

이 책의 한국어판 저작권은 BC에이전시를 통해
저작권자와 독점계약을 맺은 링크북스에 있습니다.
저작권법에 의해 한국 내에서 보호받는 저작물이므로
무단전재와 복제를 금합니다.

지방이 쌓이지 않는 몸을 만들어 건강하게 오래 사는 법

# 간이 살아야 내가 산다

구리하라 다케시 지음 | 이혜원 감수 | 이효진 옮김

| 감수의 글 |

# 평범한 일상에서 실천할 수 있는 100세 건강 지침서

바쁜 일상에 지친 현대인은 인스턴트 식품의 일상화로 인해 누구나 간 건강에 위험을 안고 있습니다. 간은 '침묵의 장기'라 불릴 만큼 자각 증상이 거의 없어, 지방간이나 간염, 과음으로 인한 손상 같은 문제가 조용히 진행되다가 어느 순간 심각한 건강 위협으로 나타날 수 있습니다. 다행히 간은 비교적 작은 생활 습관의 변화만으로도 놀라운 회복력을 보이는 장기입니다. 따라서 정확한 정보를 바탕으로 올바르게 관리하는 것이 무엇보다 중요합니다.

『간이 살아야 내가 산다』는 바로 이러한 시대적 요구를 반영한 책입니다. 저자는 40여 년의 임상 경험과 최신 연구 결과를 토대로, 간의 중요성부터 지방간을 가볍게 여겨서는 안 되는 이유, 그리고 일상에서 실천할 수 있는 효과적인 관리법까지 알기 쉽게 설명합니다. 특히 과당, 음료, 탄수화물 섭취 등 일상에서 간을 해치는 요소들을 과학적 근거와 함께 짚어주고, 연령대별로 실천 가능한 간 관리법을 제시해 실용성을 높였습니다. 다만 이 책은 일본에서 집필된 내용을 국내 독자에게 소개한 것으로 일부 설명이나 사례는 국내 실정과 조금 다른 부분이 있을 수 있습니다.

많은 사람이 간 기능 악화를 자신과는 무관한 문제로 여기거나, 지방간은 시간이 지나면 저절로 호전될 것이라고 오해하기 쉽습니다. 그러나 이 책이 명확히 지적하듯, 지방간은 단순한 이상 지표가 아니라 당뇨병, 심장질환, 뇌혈관질환, 나아가 간암까지 발생 위험을 높이는 중요한 독립적 위험 인자입니다. 따라서 지방간을 방치하지 않고 조기에 발견해 올바른 생활 습관을 실천하는 것은 건강한 100세 시대를 위한 가장 근본적이고 확실한 투자라 할 수 있습니다.

이 책은 단순한 건강 안내서를 넘어, 우리의 장기적인 건강과 삶의 방식을 어떻게 설계하고 실천해야 하는지에 대한 지침서입니다. 간이 회복되는 실제 사례들은 독자에게 강력한 동기를 부여하며, '지금 시작해도 결코 늦지 않는다'는 희망을 전합니다. 또한 간 건강이 곧 전신 건강의 초석이라는 메시지를 명확하고 설득력 있게 일깨워 줍니다. 따라서 이 책은 간 건강에 관심 있는 모든 일반 독자는 물론, 의료 현장에서 환자를 상담하는 전문가들에게도 유익한 실천 지침이 될 것입니다.

『간이 살아야 내가 산다』가 많은 독자에게 올바른 정보를 제공하고, 건강한 변화를 시작하는 확실한 계기가 되기를 진심으로 바랍니다.

세브란스병원 소화기내과 **이 혜 원**

| 들어가며 |

# 간이 건강하면
# 100세까지 활기차게
# 생활할 수 있다

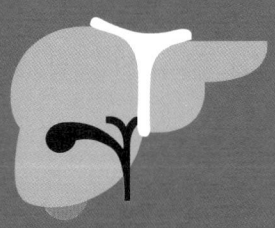

우선 중요한 이야기부터 하겠습니다. 저는 간 건강이 장수의 필수 조건이라고 생각합니다. 간이 건강하면 100세까지 활력을 유지하는 것이 충분히 가능합니다. 결코 과장이 아닙니다. 우리가 인생을 오래도록 건강하게 살아가려면 무엇보다 간 건강을 지키는 것이 중요합니다.

이미 나빠진 간도 살아날 수 있습니다. 지방간이나 과음으로 인해 간 기능이 떨어진 상태라고 하더라도 중요한 생활 습관을 개선하면 빠르게 기능을 회복할 수 있습니다. 실제로 저희 병원에 오는 환자 중에도 적절한 관리를 통해 간 기능을 회복한 사례가 있습니다.

- 과일과 과일주스를 줄인 뒤 일주일 만에 ALT 수치가 81 → 34로 떨어진 30대 여성
- 술자리에서 먹는 안주를 바꾸고 한 달 만에 ALT 수치가 89 → 63, AST 수치가 53 → 38, γ-GTP 수치가 108 → 65로 떨어진 40대 남성
- 지방간에서 간경변증으로 진행되었지만 생활 습관을 고쳐 섬유화가 호전되고 간 기능이 거의 정상으로 돌아온 70대 여성

간 기능을 개선하면 건강 상태는 극적으로 좋아집니다. 간은 보이지 않는 곳에서 인간의 신체 건강을 떠받치고 있는 숨은 조력자와 같은 장기입니다. 간 건강을 회복하면 하루하루 활기차게 살아갈 수 있는 에너지와 힘이 솟아납니다. 평소에 간을 잘 관리해서 간 건강을 유지한다면 오래도록 건강하게 장수할 수 있습니다.

실제로 저희 병원에는 94세인 환자가 있습니다. 그 환자는 간 기능 수치도 놀랄 정도로 정상이고 20대와 비교해도 뒤지지 않을 정도로 간 건강을 잘 유지하고 있습니다. 그래서 그런지 평소에도 잘 먹고 잘 움직입니다. 90대 중반인 지금도 골프 코스를 무리 없이 돌 수 있을 정도로 체력이 좋아 활기찬 하루하루를 보내고 있습니다. 100년에 가까운 세월 동안, 간을 잘 관리한 덕분에 건강하게 장수하고 있는 것입니다.

여기서 질문을 하나 드리겠습니다. 여러분들의 간은 건강한가요? 지방간과 같은 문제가 있지는 않나요? 간 검진 결과표에 '추가 검사 필요'라고 적혀 있는데 진료도 받지 않고 방치하고 있지는 않나요?

그러면 안 됩니다. 앞으로의 인생을 더 잘 살아가고 싶다면 지금 당장 간 건강에 도움이 되는 생활 습관으로 바꿔야 합니다. 나중에 소개하겠지만 간은 평소 생활 습관을 조금만 바꿔도 지금 나이와 상관없이 언제라도 다시 회복될 수 있습니다. 여러분들도 간 기능을 회복하고 신체 건강을 되찾길 바랍니다. '하루하루를 힘차게 살아갈 수 있게 해주는 힘'을 가진 간을 건강하게 지켜서 앞으로의 인생이 더욱 빛났으면 합니다.

## 지금 지방간이 세계적으로 주목받고 있다

저는 46년 동안 간 전문의로 살아왔습니다. 대학 병원에서 30년간 근무했고, 도쿄 니혼바시에 개원한 지 16년이 지났습니다. 제가 지금까지 진료한 환자는 3만 명 이상입니다.

오랫동안 간을 진료했지만, 최근처럼 간 건강에 이목이 쏠린 적이 없었습니다. 특히 지방간이 주목받는 이유는 최근 연구에서 지방간이 미치는 위험성이 속속 밝혀지고 있기 때문입니다.

지금까지 지방간은 크게 위험하지 않고 누구나 걸릴 수 있는 질병이라고 여겨졌습니다. 의료계 전체를 보더라도 중요도가 낮은 질환으로 치부되었습니다.

하지만 그것은 잘못된 생각이었습니다. 지금 전 세계 의료계에서는 '지방간은 다양한 질병의 근원'이라는 견해가 지배적입니다. 나중에 다시 말씀드리겠지만 지방간을 방치하면 당뇨병이 악화하고 동맥경화, 심근경색, 뇌혈관 장애, 암 등의 중대한 질환이 발생할 수 있습니다. 그리고 지방간은 술이나 비만이 100% 원인이 아니며, 술을 마시지 않는 사람이나 마른 사람도 지방간에 걸릴 수 있습니다.

이처럼 지방간은 결코 방치해서는 안 되는 꽤 심각한 질병이라는 사실이 밝혀지고 있습니다. 이러한 인식 변화로 인해 서양 의료계에서는 이미 지방간의 병명을 변경하겠다고 발표했으며 지방간이라는 질병의 중대성을 재평가해 많은 사람에게 널리 알리는 방향으로 방침을 전환하고 있습니다.

그런데 제 입장에서는 왜 이제야 지방간에 주목하는지 의아하기도 합니다. 왜냐하면 저는 간 전문의로서 30여 년 전부터 지방간이라는 질병의 위험성에 대해 꾸준히 경고해왔기 때문입니다. 지방간이 당뇨병을 유발할 수 있다는 점, 지방간의 주요 원인이 과당의 과잉 섭취라는 점도 제가 지금까지 논문이나 저서 등에서 오랫동안 꾸준히 주장해왔습니다. 이제야 사람들이 제 주장에 귀를 기울여준다고 느낍니다.

최근에는 젊은이들에게도 '지방간 개선'이 인기 키워드입니다. 그 이유는 **지방간을 개선하는 것이 건강한 다이어트로 이어지기 때문입니다**. 건강하게 다이어트에 성공하려면 간에 쌓인 지방을 없애야 한다는 것을 많은 사람이 깨닫고 있습니다. 저도 '다이어트를 위한 지방간 개선'에 관한 책을 여러 권 출간했는데, 앞으로는 지방간을 고치고 간을 회복시키는 것이 건강한 다이어트를 위한 새로운 상식으로 자리 잡게 될 것입니다.

지금까지 대수롭지 않게 생각했던 질병인 지방간이 이렇게 여러 방면에서 주목받게 된 것은 매우 바람직합니다. 이 책에서는 지방간을 개선하고 간 건강을 회복시키는 다양한 방법을 소개하겠습니다. 분명 그 방법은 건강하게 장수하고 싶은 사람은 물론이고 당뇨병에 걸리고 싶지 않은 사람, 다이어트에 성공하고 싶은 사람에게도 매우 의미 있는 결과를 가져다줄 것입니다.

## 침묵의 장기를 100년 동안 건강하게 유지하려면 관리가 필요하다

잘 알려진 것처럼 간은 침묵의 장기입니다. 간의 절반 이상이 지방으로 뒤덮여도 아무런 증상이 없습니다. 그래서 자신도 모르는 사이에 지방간이 진행되어 간 기능이 크게 떨어진 사람들이 많습니다. 하지만 이렇게 아무런 증상을 느끼지 못한 채 간 건강이 나빠진 사람들에게는 식생활을 비롯해 평소 행동 패턴에 비슷한 점이 있습니다.

매일 과일을 먹는다거나, 매일 과즙 100% 주스를 마시거나, 물 대신에 이온 음료를 마시거나, 달콤한 탄산음료를 끊지 못한다거나, 빵이나 국수만으로 끼니를 때우거나, 저녁 먹을 때 달콤한 술을 함께 마시는 등의 습관이 있습니다.

   나중에 더 자세히 설명하겠지만 여기서 언급한 내용은 모두 지방간을 조금씩 악화시키는 잘못된 생활 습관입니다. 이러한 습관은 우리 병원에 오는 환자들이 많이 하는 잘못입니다. 그런데 그 누구도 자신의 습관에 문제가 있었다는 사실을 모르고 있었고, 그러한 습관이 간 건강을 해치는 원인이었다고 말하면 모두 하나같이 놀라며 믿을 수 없다는 반응을 보였습니다. 많은 사람이 어떤 생활 습관이 간 건강에 도움이 되고 어떤 생활 습관이 간에 안 좋은 영향을 미치는지 모르고 있다는 의미입니다.

   긴 인생에서 침묵의 장기인 간을 오랫동안 건강하게 지키려면 뭐가 좋고 나쁜지를 제대로 알고 간을 관리해야 합니다. 여러분도 앞으로 이 책에서 설명하는 내용을 확실히 기억하고 평소에 간 관리를 철저히 하기 바랍니다.

   앞서 말했듯이 간은 중요한 생활 습관을 개선하면 빠르게 기능을 회복합니다. 특히 간 관리를 할 때 30대는 30대만의 방법이 있고, 50대는 50대에 맞는 방법, 70대는 70대에게 맞는 방법이 있습니다. 나중에 자세히 설명하겠지만 이렇게 나이대별로 필요한 관리를 한다면 간의 능력을 더 많이 끌어내고 간 기능을 오랫동안 건강하게 유지할 수 있습니다.

지금부터 시작해도 절대 늦지 않습니다. 여러분들도 생활 습관 개선과 관리를 통해 100세까지 건강한 간을 유지하기를 바랍니다. 나도 모르는 사이에 떨어진 간 기능을 회복하고 앞으로 남은 인생을 활기차게 살아갔으면 합니다.

**구리하라 다케시**

# | 목차 |

감수의 글 4
들어가며 6

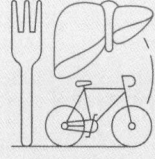

## 1장
## 건강을 위하는 행동들로 오히려 '간'을 해치고 있지 않나요?

잘못된 습관으로 간을 해치는 사람이 많다 23

### 간을 해치는 잘못된 습관

1 사탕이나 초콜릿을 피곤할 때마다 먹는다 25
2 매일 유산균 음료를 챙겨 먹고, 채소주스도 꼬박꼬박 챙긴다 28
3 과일은 건강에 좋으니, 후식으로 항상 먹는다 30
4 간에 좋은 건강 보조 식품을 매일 먹는다 32
5 기능성 음료를 마시며 활력을 되찾는다 34
6 TV를 보거나 영상을 볼 때 늘 간식을 챙긴다 36
7 샐러드에 마요네즈가 아닌 발사믹드레싱을 뿌린다 38
8 운동 후에 늘 이온 음료를 마신다 41
9 알코올 도수가 낮으면 문제가 없다고 생각한다 44

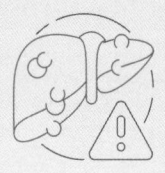

## 2장
# 간이 건강해야
# 내 몸이 건강해진다

지방간에 대한 새로운 건강 상식을 익히자 49

평소와 다름없는 일상을 보낼 수 있는 이유는 간이
제 역할을 해주기 때문 52

지방간 테스트를 해보자 55

탄수화물 과잉 섭취가 원인인 지방간이 급격하게
늘고 있다 58

지방간이라는 명칭이 변경된 것을 알고 있나요? 62

정상 수치라고 해도 숨은 지방간이 될 가능성이 있다 66

다이어트에 실패하는 원인도 지방간 때문? 70

지방간→지방간염→간경변증→간암으로 가는 최악의 흐름 73

당을 줄이지 못해 지방이 계속 늘어나는 악순환에
빠진다 76

지방간은 심근경색과 뇌졸중의 원인이 된다 80

간과하기 쉬운 과당-포도당-액당을 조심하자 84

과당 과잉 섭취로 간이 망가진다 89

간이 건강해지면 전신이 다 건강해진다 93

간 건강을 회복한 성공 사례 ❶, ❷ 96

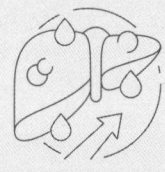

# 3장
## 간을 되살리는 7가지 지침

지방간을 없애기 위한 7가지 지침 101

잇몸병을 관리하는 습관은 지방간 치료를 위해서도 꼭 필요하다 104

식사를 빠르게 하면 혈당이 급격히 올라가고 지방간을 가속하는 큰 원인이 된다 109

녹차를 활용해 지방간을 예방하자 112

지방간 악화를 막으려면 근육량 유지가 중요하다 116

혈당 상승을 억제해 지방간 개선에 큰 효과가 있다! 124

채소주스, 유산균 음료, 이온 음료도 위험하다! 130

탄수화물은 밥을 10~20% 정도만 줄이면 된다 133

간 건강을 회복한 성공 사례 ❸, ❹ 138

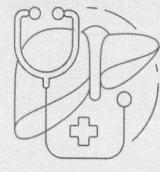

**4장**

# 100세까지 간 건강을 지키기 위해 꼭 해야 할 일

간에 숨겨진 장수의 힘을 끌어내는 법 143

지방간 10년 후에는 당뇨병이 따라온다 145

30~40대에 실천해야 하는 간 건강 대책 148

50대에 실천해야 하는 간 건강 대책 154

60대에 실천해야 하는 간 건강 대책 161

70대에 실천해야 하는 간 건강 대책 168

80~90대에 실천해야 하는 간 건강 대책 174

간 건강을 회복해 앞으로의 인생을 오랫동안 즐겁게 보내자 180

**간 건강을 회복한 성공 사례 ❺, ❻** 182

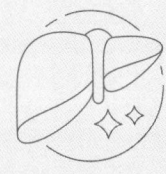

**5장**

# 간 건강 회복을 위한
# 15가지 새로운 상식

더 이상 오래된 상식에 얽매여서는 안 된다 187

### 새로운 상식

1. 술을 마시는 사람이 더 오래 살았다? 189
2. 술의 적당량은 사람마다 다르다 192
3. 적당량이라면 매일 술을 마셔도 문제없다 194
4. 술 때문에 살찐다는 말은 거짓? 197
5. 간을 위해 먹어야 하는 식품과 피해야 하는 식품을 기억하자 200
6. 칼로리 계산은 이제 그만! 204
7. 간에 좋지 않은 술을 찾아내는 법 208
8. 재첩, 간, 굴, 울금이 간에 좋지 않은 이유 210
9. 식초를 첨가한 낫토가 간 건강에 좋다 212
10. 지방간과 비만을 예방하는 '젓가락 놓기 식사법' 214
11. 마른 지방간을 개선하는 방법은? 216
12. 고령자가 챙겨야 하는 혈액검사 수치는 알부민이다 218
13. 초가공식품의 인공첨가물에 주의한다 224
14. 지나친 다이어트도 지방간을 부른다 226
15. 간 건강을 회복하려면 자율신경도 안정화되어야 한다 228

## 간이 되살아나는 핵심요약 & 실천 지침

간의 3가지 핵심 기능 54
지방간 테스트 57
탄수화물이 지방으로 변환되는 메커니즘 61
지방간의 명칭 변경 65
간 기능 검사 수치 보는 법 69
지방간이 당뇨병으로 악화하는 메커니즘 78
만병의 근원이 되는 지방간 83
과당-포도당-액당이 들어가 있는 식품들 88
과당이 간을 망가뜨리는 메커니즘 92
기상 직후와 취침 직전에 꼭 양치하기 108
녹차의 효과 115
슬로우 스쿼트 하는 법 119
올바른 걷기 요령 121
카카오 고함량 초콜릿의 효과와 먹는 법 128
주식인 탄수화물의 양을 조금 줄인다 135
남녀별로 지방간이 많이 발생하는 연령대와 당뇨병이 많아지는 연령대 146
50대 여성은 탄수화물 섭취량이 많다 157
적당히 음주하는 사람이 장수한다?! 191
하루의 적당한 알코올 양은? 196
간을 위해 섭취해야 하는 식품 203
칼로리를 신경 쓰는 것은 무의미하다 207
알부민 수치를 높이자 221

**특별 부록** 주간 건강 습관 체크리스트 230

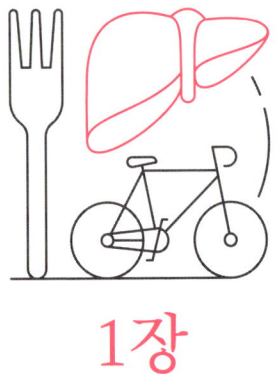

1장

> 건강을 위하는
> 행동들로 오히려
> '간'을 해치고 있지
> 않나요?

간은 우리 몸의 해독 공장이자 에너지 창고입니다.
음식으로 들어온 영양소를 처리하고 독소와 약물,
알코올을 분해하며, 혈당과 지방의 균형을 잡아주는
핵심 기관이지요. 그런데 간은 '침묵의 장기'라 불릴
정도로 조용합니다. 아파도 신호를 보내지 않기 때문에
우리는 간의 상태를 알아차리기 어렵습니다.

문제는 우리가 '건강에 좋다'고 믿는 습관 중 상당수가
오히려 간을 망친다는 점입니다. 또한 간에 좋다고 알려진
건강식품도 철분 과잉이나 인공첨가물로 인해 오히려
간에 부담을 줄 수 있습니다.

간을 지키는 가장 단순하면서도 확실한 방법은
일상 습관부터 바꾸는 것입니다. 작지만 오래도록 지속된
생활 습관, 식습관 등이 간을 아프게 한다는 사실을
기억하길 바랍니다. 간이 편해야 몸이 편하고,
몸이 편해야 삶이 건강해집니다. 건강의 시작은 간을
정확히 아는 것에서부터 출발합니다.

# 잘못된 습관으로
# 간을 해치는 사람이
# 많다

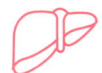

병원에 오는 환자들을 진료하다 보면 참 안타까울 때가 있습니다. 스스로 건강에 좋다고 생각해서 했던 습관들 때문에 오히려 건강이 나빠져서 오는 환자를 보게 될 때입니다. 몸에 좋다고 믿고 꾸준히 실천한 일들이 아무런 효과가 없거나, 오히려 몸에 악영향을 미쳤다는 사실을 알게 된 환자들은 마치 오랫동안 믿어왔던 친구에게 배신당한 듯 복잡한 표정을 짓습니다.

'침묵의 장기'라고 불리는 간은 건강할 때도, 건강하지 않을 때도 아무런 신호를 주지 않기 때문에 매일 습관처럼 하는 행동들이 간에 약이 되는지 독이 되는지 알 수가 없습니다. 그러다 보니 잘못된 건강 습관을 실천해 오히려 간 기능을 망치는 사람이 많은 것입니다.

자신도 모르는 사이에 간은 점점 더 망가지고 간경변증이나 당뇨병과 같은 질병까지 생길 수도 있습니다.

실제로 만난 환자 중에도 **무의식적으로 하는 잘못된 습관** 때문에 간 건강을 해치는 경우가 많았습니다. 이제부터 제가 지금까지 만나온 환자들의 잘못된 건강 습관을 소개하려고 합니다. 여러분도 다음에 소개하는 잘못된 행동들을 신중히 살펴보길 바랍니다. 나도 모르는 사이에 스스로 간 건강을 해치고 있지는 않은지 확인할 시간입니다.

**간을 해치는 잘못된 습관 ❶**
# 사탕이나 초콜릿을 피곤할 때마다 먹는다

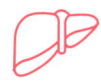

평소 입안이 바싹바싹 마르거나 갑자기 당이 떨어지는 느낌이 들면 먹기 위해서 가방 속에 항상 사탕을 가지고 다니지 않나요? 사탕이나 초콜릿은 사람들에게 하나씩 건네주기도 좋고, 몸이 피곤할 때나 입이 심심할 때 먹으면 힘이 나는 느낌을 받기 때문에 자주 찾게 됩니다. 실제로 사탕에 있는 포도당은 흡수가 매우 빨라서 장에서 혈류로 흡수되면 바로 뇌로 전달됩니다. 그래서 사탕을 먹으면 순간적으로 뇌가 맑아지고 힘이 나는 듯한 느낌을 받습니다. 그러나 **사탕을 자주 먹는 습관은 반드시 고쳐야 합니다.**

포도당이 빠르게 뇌로 전달된다는 것은 혈당이 급격하게 높아진다는 것을 의미합니다. 혈당이 급상승하면 인슐린도 많이 분비됩니다. 나중에 다시 한번 자세히 말씀드리겠지만 인슐린은 체내에 남아 있는 여분의 탄수화물을 중성지방으로 바꿉니다.

사탕을 자주 먹으면 그때마다 혈당이 급상승하고 인슐린이 대량으로 분비되어 중성지방의 생성을 촉진하는 일련의 흐름이 여러 번 반복되면서 간에 지방이 쌓이게 됩니다. 혈당이 급상승하면 일시적으로 뇌나 몸에 에너지가 생기지만 그 후 인슐린의 작용으로 혈당이 급격히 떨어지게 되어 졸음이 몰려옵니다.

이렇게 식후에 혈당이 급격히 올라가고 떨어지는 현상을 '혈당 스파이크'라고 부릅니다. 스파이크에는 가시, 뾰족한 돌기라는 의미가 있습니다. 혈당치 그래프가 오르락내리락하는 모습이 마치 뾰족한 가시처럼 보이기도 해서 그렇게 부릅니다. 혈당 스파이크가 자주 발생하면 **지방간이 될 위험성이 높아지기 때문에 의미 없이 사탕을 먹는 습관은 버려야** 합니다.

정리하자면 평소에 혈당치를 급격하게 변화시키는 식습관은 특별히 주의해야 합니다. 탄수화물이 혈당치를 급격하게 높이기 때문에 평소에 탄수화물을 어떻게 섭취하는지가 건강을 지키는 핵심 요소입니다.

사탕을 항상 가방에 넣어 다니면서 습관처럼 먹는 행위는 건강에 악영향을 줍니다. 당뇨병 치료를 위해 혈당을 낮추는 약을 먹고 있어 저혈당 쇼크가 올 수 있는 사람이라면 어쩔 수 없지만, 그렇지 않은 사람은 습관처럼 단 것을 가지고 다니며 먹는 행위를 이제는 그만두어야 합니다.

　**초콜릿, 달콤한 젤리, 껌, 캐러멜 등의 간식도 마찬가지입니다.** 가볍게 먹을 수 있어서 간식으로 즐기는 사람이 많지만, 장기적으로 보면 이런 사소한 행동들이 조금씩 간 건강을 해치고 있는 것입니다.

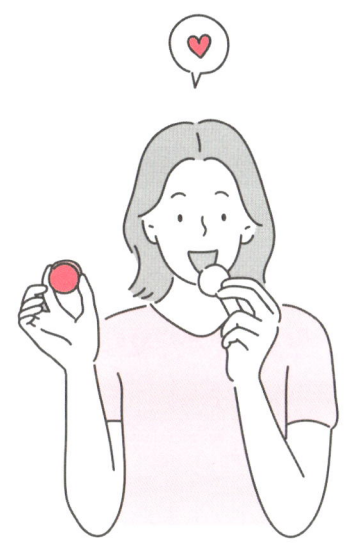

### 간을 해치는 잘못된 습관 ❷
# 매일 유산균 음료를 챙겨 먹고, 채소주스도 꼬박꼬박 챙긴다

지금까지 건강에 좋다고 믿어 의심치 않았던 것이 사실은 간을 해치고 있었던 경우가 많이 있습니다. 예를 들면 잘록한 모양의 작은 플라스틱 용기에 담겨 있는 유산균 음료가 그렇습니다. 물론 함유된 유산균이 장내 환경을 개선하는 등 다양한 효과가 있다는 점은 의심할 여지가 없습니다. 하지만 유산균 음료에는 **대량의 당분이 포함되어 있다는 점이 큰 문제**입니다.

저희 병원에도 수면에 도움이 된다며 유산균 음료를 계속 마시다가 간 기능 수치가 악화된 환자가 왔었습니다. 이렇게 탄수화물(당의 일종으로 당류를 포함한 당질과 식이섬유를 이르는 넓은 개념. 이 책에서는 주로 탄수화물에서 식이섬유를 제외한 순수 탄수화물을 지칭-옮긴이)이 많은 유산균 음료를 마시면 혈당 스파이크가 오기 쉽습니다. 혈당치가 급속도로 높아지면 인슐린이 분비되고, 그 작용으로 다시 혈당이 급속도로 낮아져서 졸음이 밀려오고 나른해지는 경우도 생깁니다. 유산균 음료를 마시면 잠이 잘 오는 이유도 이 혈당 스파이크로 인해 졸음이 밀려오는 것일 수도 있습니다. 가끔 마시는 정도라면 문제가 없지만 지방간이나 당뇨병에 걸리고 싶지 않다면 매일 한 병씩 마시는 습관은 버려야 합니다.

그리고 채소주스를 매일 마시는 사람도 많습니다. 이것도 '평소에 부족한 채소를 보충할 수 있다.' '하루 채소 권장량을 채울 수 있다.'라는 광고 문구에 혹해서 몸에 좋다고 생각해 마시고 있을 것입니다.

하지만 이러한 채소주스에도 많은 양의 당분이 포함되어 있습니다. 게다가 과당이 많고 식이섬유는 대부분 제거된 상태이기 때문에 흡수도 빠릅니다. 채소주스를 매일 마시면 지방간이나 당뇨병이 발생해도 전혀 이상할 게 없습니다. 채소의 영양분은 실제 채소를 통해서 섭취해야 합니다. 아무리 채소 섭취량이 부족하다고 해도 시판 채소주스로 보충하려는 생각은 버려야 합니다.

간을 해치는 잘못된 습관 ❸
# 과일은 건강에 좋으니, 후식으로 항상 먹는다

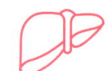

제 환자 중에 일주일 동안 계속 샤인머스캣을 먹고 눈에 띄게 간 기능 수치가 악화된 사람이 있었습니다. 진단명은 지방간이었습니다. 과일에 많이 함유된 과당이 간에 안 좋은 영향을 준다는 사실은 앞서 말씀드렸는데 이런 식으로 과당을 섭취하는 습관을 지속한다면 고작 일주일만 지나도 바로 지방이 축적됩니다.

대다수 사람은 귤, 사과, 바나나, 포도 등의 과일이 신선한 천연 식품이고 비타민도 풍부하니까 긍정적인 이미지를 가지고 있을 것입니다. 하지만 이제 그 생각을 바꾸어야 합니다. 과일의 과당은 간에는 좋지 않습니다. 가끔 소량으로 먹는다면 큰 문제는 없지만 매일 저녁 식사 후에 후식으로 과일을 먹거나 매일 아침 식사로 여러 개의 바나나를 먹는 사람은 그 습관을 당장 그만두어야 합니다. 또 매년 철마다 딸기나 포도 따기 체험에 가서 한꺼번에 많은 과일을 먹는 것도 피해야 합니다.

과즙 100%의 오렌지주스, 사과주스, 포도주스도 마찬가지입니다. 과일주스에는 고형의 과일보다 더 많은 양의 과당이 들어 있는 데다가 흡수 속도도 빨라서 간에 더 안 좋은 영향을 미칩니다. 지방간을 예방하고 앞으로도 간 건강을 지키고 싶은 사람이라면 과일주스와는 빨리 인연을 끊어야 합니다.

**과당은 포도당과는 달리 간 내에서만 대사된다는 특징이 있**습니다. 간에서만 처리되기 때문에 전신 세포의 에너지로 쓰이지도 않고 혈당을 올리지도 않습니다. 하지만 과당은 간에 매우 큰 부담을 줍니다. 오히려 **과당이 포도당보다 간에 훨씬 좋지 않습니다.**

과일은 무조건 건강에 좋다는 잘못된 상식은 버려야 합니다. 이제부터는 지방간과 당뇨병에 걸리지 않기 위해서 다량의 과일 섭취를 줄이고 과일주스도 습관처럼 마시지 않아야 합니다.

간을 해치는 잘못된 습관 ❹
# 간에 좋은 건강 보조 식품을 매일 먹는다

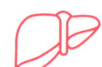

술을 좋아하는 사람 중에는 자신의 간 기능 수치가 별로 좋지 않다는 사실을 알고 있으면서도 매일 술을 마시는 사람이 많습니다. 그리고 이러한 사람들은 '간에 좋다는 건강 보조 식품'을 챙겨 먹으면서 죄책감을 덜기도 합니다. 간에 좋다는 재첩이나 간 기능 회복에 도움이 되는 울금 등이 들어간 음료를 마시면서 그래도 자신은 간 건강을 챙기고 있다고 위로하며 매일 술을 마시는 것입니다. 하지만 이러한 건강 보조 식품이 오히려 건강을 해칠 수도 있습니다.

분명 재첩과 울금에는 간 기능을 개선하는 성분이 들어 있습니다. 하지만 문제는 둘 다 철분도 많이 포함하고 있다는 점입니다. 원래 간에는 철분 등의 미네랄을 저장하는 기능이 있습니다. 이러한 건강 보조 식품 섭취로 철분 과잉 상태가 되면 오히려 활성산소를 발생시켜 염증을 일으킬 가능성이 있습니다. 간은 활성산소에 매우 취약한 장기입니다.

따라서 간에 좋다고 생각해서 챙긴 건강식품이 반대로 간 건강을 해칠 수도 있는 것입니다. 그래서 저는 병원에 신규로 오는 환자가 재첩이나 울금이 들어간 식품을 먹고 있다고 하면 우선 그것부터 중단하라고 합니다.

그리고 시중에 판매하는 울금 건강식품 중에는 철분을 제거한 것도 있습니다. 하지만 한방 건강식품 중에는 ==효과가 매우 강력한 것이 많아서, 철분을 제거했다고 하더라도 간에 부담을 주는 경우도 많습니다.==

그래서 간 기능이 회복된다고 광고하는 건강식품을 너무 맹신하면 안 됩니다. 스스로 간 기능을 회복하는 구체적인 방법은 제가 뒤에서 소개하고 있으니, 그것을 참고하길 바랍니다.

### 간을 해치는 잘못된 습관 ❺
# 기능성 음료를 마시며 활력을 되찾는다

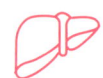

아침에 출근해서 일을 시작하기 전 우선 믹스커피를 마시며 각오를 다지고 머릿속을 정리하는 분들이 많을 것입니다. 또 저녁 시간, 피로가 몰려올 때 집중력을 높이기 위해 에너지 드링크나 자양강장 음료를 마시는 사람도 있을 것입니다. 사실 이것 역시 간에는 좋지 않은 습관입니다.

여기서 문제가 되는 것은 당분과 카페인입니다. 달콤한 커피에도, 기능성 음료에도 많은 양의 탄수화물이 포함되어 있습니다. 게다가 더 큰 문제는 이러한 음료에는 카페인도 많이 포함되어 있다는 점입니다. 간에서 당을 지방으로 변환하는데, 카페인이 들어가면 이 작용이 더 가속화됩니다.

그래서 일할 때 달콤한 커피나 홍차, 에너지 드링크, 자양강장 음료를 자주 마시는 사람은 주의해야 합니다. 매일 **당류와 카**

카페인이 함께 들어간 음료를 마시는 습관은 지방간을 유발합니다. 중요한 일을 해야 할 때마다 달콤한 커피나 기능성 음료에 의존하고 있지는 않은지 생각해볼 필요가 있습니다. 장기적인 관점에서 보면 이러한 습관은 나의 집중력이나 업무 성과와 더불어 건강에도 도움이 되지 않습니다.

### 간을 해치는 잘못된 습관 ❻
# TV를 보거나 영상을 볼 때 늘 간식을 챙긴다

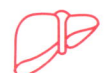

　　　　　겨울이 오면 소파에 누워 따뜻한 이불을 덮고 TV를 보며 하염없이 귤을 까먹던 기억이 있을 것입니다. 우리는 일과를 마치고 가장 편안한 자리에 앉아 각종 주전부리를 먹으며 좋아하는 영상을 볼 때 행복하다고 느끼곤 합니다. 소소한 행복에 찬물을 끼얹는 것 같아서 죄송하지만 이런 습관은 지방간과 당뇨병을 부르는 최악의 습관입니다.

　앞서 말했듯이 간에 지방이 쌓이는 가장 큰 요인은 탄수화물의 과잉 섭취입니다. 귤을 한두 개 먹는 정도라면 큰 문제가 없지만 한 번에 먹는 개수가 대여섯 개가 넘는다면 과당을 지나치게 많이 섭취하게 됩니다. 각종 주전부리도 마찬가지입니다.

　**가장 안 좋은 점은 TV나 영상을 보면서 간식들을 먹는 것입니다.** 보통 화면을 볼 때는 귤이나 과자처럼 손으로 간편하게 먹기 쉬운 간식을 찾게 됩니다. 화면에 집중하면서 간편한 간식을 의식 없이 먹다 보면 배가 부른 것도 느끼지 못하고 과다하게 먹는 경우가 많습니다.

이처럼 과당과 탄수화물로 가득한 간식을 한 번에 많이 먹게 되는 상황을 만들지 않도록 신경 써야 할 것입니다. 나중에 더 자세히 말씀드리겠지만 간식을 먹으려면 카카오 함량이 높은 초콜릿이나 견과류를 추천합니다. 귤 대신 카카오 고함량 초콜릿, 과자 대신 견과류로 대체한다면 그것만으로도 TV 앞에서 보내는 시간이 더 건강해질 것입니다.

간을 해치는 잘못된 습관 ❼
# 샐러드에 마요네즈가 아닌 발사믹드레싱을 뿌린다

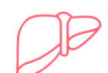

샐러드를 먹을 때 어떤 드레싱을 뿌려 먹나요? 마요네즈인가요? 아니면 다른 드레싱인가요? 분명 마요네즈는 지방 때문에 칼로리가 높으니, 건강을 위해 과일드레싱 또는 발사믹드레싱을 사용하는 사람이 많을 것입니다. 하지만 간 전문의로서는 오히려 마요네즈를 더 추천합니다.

왜냐하면 지방이 많은 식품을 섭취해도 지방간이나 당뇨병, 비만에는 큰 영향이 없습니다. 지방을 섭취해도 혈당치는 거의 올라가지 않고 인슐린이 지나치게 많이 분비되지도 않습니다. 따라서 지방이 많다는 이유로 마요네즈를 피할 필요는 없습니다. 섭취를 줄여야 하는 것은 지방이 아니라 탄수화물입니다. 지나치게 탄수화물을 많이 섭취하면 혈당치가 올라가고 인슐린이 많이 분비되며 여분의 탄수화물이 지속해서 중성지방으로 변하여 간에 축적됩니다.

    마요네즈에는 탄수화물이 거의 포함되어 있지 않지만, 시판 과일드레싱과 발사믹드레싱, 요거트드레싱처럼 건강한 이미지의 제품에는 종종 과당-포도당-액당(과당 함량이 50% 이상, 90% 미만인 액상과당의 일종으로 기타과당, 이성화당, 콘시럽으로 표기되기도 한다.) 등의 탄수화물이 많이 사용됩니다. 그래서 간 건강을 가장 먼저 생각한다면 당이 첨가된 드레싱을 자제하는 것이 좋습니다.

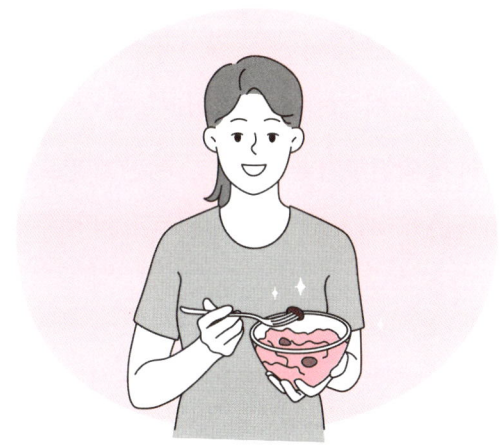

사실 ==칼로리를 기준으로 식품을 선택하는 방식은 큰 의미가 없습니다.== 칼로리가 높은 식품으로 고기, 생선, 달걀, 유제품 등이 있지만 이러한 식품에는 단백질과 지방이 풍부합니다. 오직 칼로리를 낮추려고 이러한 식품을 먹지 않으면 몸에 필요한 영양소까지 부족해질 수 있습니다.

==줄여야 하는 것은 칼로리가 아니라 탄수화물입니다.== 쉽게 비교할 수 있는 것이 스테이크와 메밀국수입니다. 칼로리가 높은 스테이크는 먹어도 혈당에 큰 변화가 없지만 칼로리가 낮은 메밀국수는 먹자마자 혈당이 급속도로 올라갑니다. 스테이크에는 탄수화물이 거의 없지만, 메밀국수에는 탄수화물이 많기 때문입니다.

따라서 지방간과 당뇨병, 비만을 막으려면 ==혈당 스파이크를 일으키는 탄수화물이 많은 음식을 많이 먹지 않도록 주의해야 합==니다. 칼로리는 상관이 없습니다. 다이어트를 할 때도 식품의 칼로리를 꼼꼼하게 확인하거나 하나하나 계산할 필요가 없습니다. 앞으로는 칼로리가 아니라 탄수화물이 많은지 적은지를 기준으로 식품을 선택할 것을 조언드립니다.

간을 해치는 잘못된 습관 ❽
# 운동 후에 늘 이온 음료를 마신다

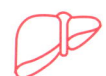

      TV에서는 수분을 빠르게 보충할 수 있는 이온 음료 광고가 매일 흘러나옵니다. 땀을 많이 흘린 후 마시면 이온 음료의 성분이 몸에 빠르게 흡수되어 수분과 에너지를 채워주는 모습이 그려져 마치 건강한 음료처럼 보입니다. 하지만 이온 음료만큼 간 건강에 좋지 않은 음료도 없습니다.

  왜냐하면 이온 음료에는 다량의 당분이 들어 있기 때문입니다. 마트에서 쉽게 만나는 아주 유명한 이온 음료 500mL에는 ==각설탕 10개에 해당하는 당분==이 포함되어 있습니다. 구체적으로 설명하자면 이러한 음료에 들어 있는 당분은 특히 간에 큰 타격을 줍니다. 이는 흡수되기 쉬운 액체 형태로 많은 양의 과당이 포함되어 있기 때문입니다. 체내에 있는 다량의 과당은 바로 간으로 가고 여분의 과당이 계속해서 중성지방으로 변환되어 축적됩니다. 그래서 이온 음료와 같은 달콤한 음료를 습관적으로 마시면 빠르게 지방간으로 발전할 수 있습니다.

특히 주의해야 하는 습관은 더운 계절에 갈증을 빠르게 해결하고자 이온 음료를 벌컥벌컥 마시는 행동입니다. 특히 고령자가 물 대신에 이온 음료를 마시는 것은 지방간과 당뇨병으로 가는 지름길입니다.

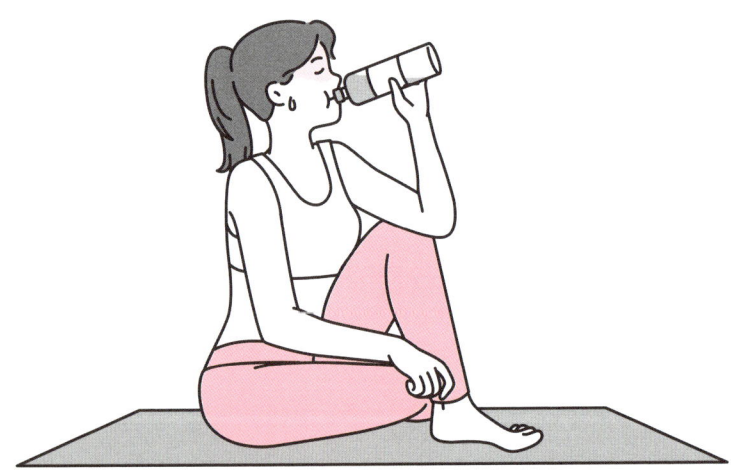

땀을 많이 흘려 탈수가 걱정될 때 나트륨 등의 전해질 균형을 맞추기 위해 이온 음료가 필요하다고 생각할 수 있습니다. 하지만 이럴 때 이온 음료를 마시면 안 그래도 좋지 않은 **혈류가 더 나빠져 오히려 뇌경색이나 심근경색의 발병 우려가 커집니다.**

탈수와 열사병을 예방하기 위해 수분을 공급하려면 그냥 물을 마시면 됩니다. 엄청나게 격렬한 운동을 해서 너무 많은 양의 땀을 흘린 것이 아니라면 걱정할 필요가 없습니다.

건강에 좋다고 생각해서 이온 음료를 마시는 사람을 만난다면 오히려 간 건강을 해치고 있다는 사실을 꼭 알려주기를 바랍니다.

**간을 해치는 잘못된 습관 ❾**
# 알코올 도수가 낮으면 문제가 없다고 생각한다

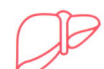

지방간이라고 하면 아직도 과음으로 인해 생기는 질병이라고 생각하는 사람이 많습니다. 하지만 그것은 사실이 아닙니다. 물론 술을 많이 마셔서 지방간이 생기기도 하지만 과음보다 탄수화물의 과잉 섭취가 원인인 경우가 많습니다.

또 알코올 도수가 낮고 주스처럼 달콤한 술이라면 마셔도 문제없다고 생각하는 사람이 많습니다. 하지만 정말 잘못된 생각입니다. 최근에 편의점이나 마트에 가보면 캔에 담긴 다양한 종류의 달콤한 술이 빼곡하게 진열되어 있습니다. 달콤해서 술술 넘어간다고 이러한 술을 쉽게 마시면 바로 지방간이 생길 수밖에 없습니다.

물론 이럴 때 문제시되는 것은 술에 있는 알코올의 양이 아니라 당의 양입니다. 특히 달콤한 하이볼, 과실주 등에는 과당-포도당-액당 등의 과당이 많이 들어 있습니다. 이것을 조금이라도 매일 마시면 간에 큰 부담을 주게 됩니다.

 오랫동안 많은 사람의 간을 봐온 결과, 적당량만 마시면 술은 큰 문제가 되지 않습니다. 음주는 몸과 마음에 긍정적인 영향도 주기 때문에 술을 마시는 행위 자체를 문제 삼을 필요는 없습니다.

 다만 적당량이라고 해도 **주스처럼 달콤한 술을 습관적으로 마시는 것은 문제가 될 수 있습니다.** 여러분도 **알코올보다는 당분이 더 무서운 존재**라는 사실을 인지하고 가능하면 단맛이 나는 술은 피하는 것이 좋습니다.

 알코올과 간의 상관관계에 관해서 아직 많은 오해가 존재합니다. 이에 대해서는 뒤에서 자세히 설명하겠습니다.

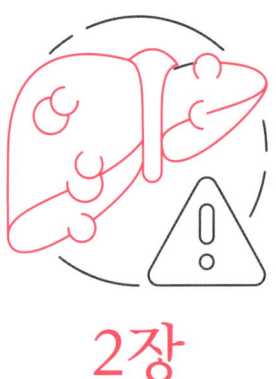

2장

> 간이
> 건강해야
> 내 몸이
> 건강해진다

간은 우리 몸의 조용한 조력자이자 생명 공장입니다.
음식으로 들어온 영양소를 분해해 에너지로 바꾸고,
쓸개즙을 만들어 지방을 소화하며, 술·약·담배 속의 유해
물질을 해독합니다. 이처럼 간이 쉬지 않고 일하는 덕분에
우리는 평소와 다름없는 일상을 보낼 수 있지요.

최근 그만큼 중요한 '간'에 대한 상식이 완전히
뒤바뀌었습니다. 예전에는 술이나 지방이 '지방간'의
주요 원인이라고 생각했지만, 지금은 탄수화물의 과잉
섭취 때문으로 밝혀지고 있습니다. 밥·빵·면·과자·
단 음료 같은 음식이 혈당을 급격히 올리고, 남은 당이
지방으로 변해 간에 쌓이는 과정입니다. 이렇게 생긴
지방간을 방치하면 10년 이내에 당뇨병, 심근경색, 치매
등으로 이어질 가능성이 높습니다.

건강한 간을 지키려면 오래된 상식을 버리고
새로운 정보로 업데이트해야 합니다. 간이 제 역할을 다할
수 있도록 도와주는 것이 곧 나의 평생 건강을
지키는 방법입니다.

# 지방간에 대한 새로운 건강 상식을 익히자

최근 놀라운 의학 발전의 영향으로 기존의 건강 상식까지도 크게 바뀌고 있습니다. 특히 지방간에 대해서는 지금까지의 상식이 완전히 새로워졌다고 할 수 있을 정도로 많은 변화가 있었습니다.

앞서도 말했지만, 지방간은 의료 관계자와 일반인들 모두 그다지 치명적인 질병이 아니라고 생각해왔습니다. 하지만 이제는 지방간의 예방과 치료가 건강한 인생을 보내는 데 절대적으로 중요한 요소로 여겨지고 있습니다. 왜 이렇게 바뀐 것일까요?

그 이유는 지방간이 다양한 질병을 일으키는 원인이라는 사실이 밝혀졌기 때문입니다. 특히 큰 영향을 주는 것이 당뇨병입니다. 지방간을 그냥 방치하면 약 10년 후에 당뇨병이 생길 가능성이 높다고 나타났습니다. 당뇨병에 걸리면 뇌경색과 심근경색,

암, 치매 같은 중대 질병이 발병할 위험성이 급격하게 높아집니다. 이 때문에 당뇨병의 원인이 되는 지방간을 다양한 질병의 근원이라고 생각하게 된 것입니다.

반대로 생각해서 지방간을 예방한다면, 당뇨병과 여러 다른 중대 질병에 걸릴 확률을 크게 줄일 수 있어 오랫동안 건강한 인생을 살 수 있다는 말이 됩니다.

그런데 아직도 이러한 변화를 따라가지 못하는 사람이 많습니다. 1장에서도 소개했듯이 지방간을 예방하거나 간 기능을 개선한다면서 오히려 간에 악영향을 주는 행동을 하는 사람이 상당히 많습니다. 여러분들도 결코 예외는 아닐 것입니다. 예를 들어 지금까지 여러분은 지방간이 되지 않으려면 말 그대로 고기나 튀김과 같이 지방이 많은 음식을 먹지 않으면 된다고 생각하고 있지 않았나요?

하지만 그 생각은 잘못된 것입니다. 지방보다 더 주의해야 하는 것은 밥이나 빵, 과자, 달콤한 음료수 같은 탄수화물입니다. 고기나 튀김 등의 기름진 음식을 무조건 피할 필요는 전혀 없습니다.

건강뿐만 아니라 모든 분야가 그렇지만 어떤 일을 성취하려면 시대나 상황의 변화에 발맞춰서 생각과 행동을 유연하게 바꾸어야 합니다. '고리타분한 상식'이나 '잘못된 선입견'에 얽매이면 오히려 지방간이 생기고 건강만 더 나빠질 수도 있습니다.

이제부터 여러분은 상황 변화에 빠르게 대처해 지방간이라는 질병에 대한 상식과 지식을 정확하게 업데이트하고 예방과 치료에 힘써야 합니다. 지방간을 확실하게 예방하여 오랫동안 건강한 몸을 유지하길 바랍니다.

# 평소와 다름없는 일상을 보낼 수 있는 이유는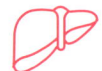
# 간이 제 역할을 해주기 때문

지방간에 대해서 자세히 설명하기 전에 우선 간이라는 장기의 역할에 대해서 살펴보겠습니다. 간은 사람이 생명 활동을 하는 데 꼭 필요한 많은 기능을 담당하고 있습니다. 인체를 계속 움직이기 위해 필요한 모든 물자를 가공하는 큰 화학 공장과 같은 곳입니다.

수백 개의 기능 중에 간의 가장 중요한 기능 세 가지를 소개하자면 ①영양소의 대사 ②쓸개즙 생성 ③유독 물질의 해독입니다.

세 가지 기능 중에서도 가장 중요한 것이 ①영양소의 대사입니다. 대사란 식사를 통해 섭취한 영양소를 분해하고 합성해 몸에서 사용할 수 있는 형태로 바꾸거나 저축하는 것을 말합니다. 간은 탄수화물, 단백질, 지방 등의 영양소를 대사해서 각각 도움이 되는 형태로 변환한 후 각 장기에 전달해줍니다. 우리가 살아서 활동할 수 있는 것은 이처럼 간이 밤낮을 가리지 않고 쉬는 시간도 없이 대사하고 있는 덕분입니다.

역시 중요한 기능으로 ②쓸개즙 생성이 있습니다. 쓸개즙은 지방의 분해를 돕는 소화액으로 간에서 생성되어 쓸개에 저장됩니다. 우리가 기름진 음식을 먹으면 쓸개에 저장된 쓸개즙이 십이지장으로 보내져 소화를 돕는 역할을 합니다.

③유독 물질의 해독 기능도 간의 중요한 역할입니다. 체내에는 술과 약, 담배의 니코틴 등 몸에 해로운 물질도 들어오게 됩니다. 간은 이러한 물질을 분해해서 독성을 약화하거나 없애줍니다. 예를 들어 우리가 술을 마시면 간은 알코올을 아세트알데하이드$_{Acetaldehyde}$라는 물질로 분해하고 그것을 이산화탄소와 물로 바꿔 배출합니다.

이처럼 간이라는 화학 공장은 대사, 쓸개즙 생성, 해독을 중심으로 실로 다채로운 역할을 하고 있으며 우리가 평소대로 일상생활을 할 수 있도록 도와줍니다. 생명 활동에 꼭 필요한 역할을 묵묵히 해주고 있는 간이야말로 건강한 삶을 위한 숨은 조력자라고 할 수 있습니다.

## 간의 3가지 핵심 기능

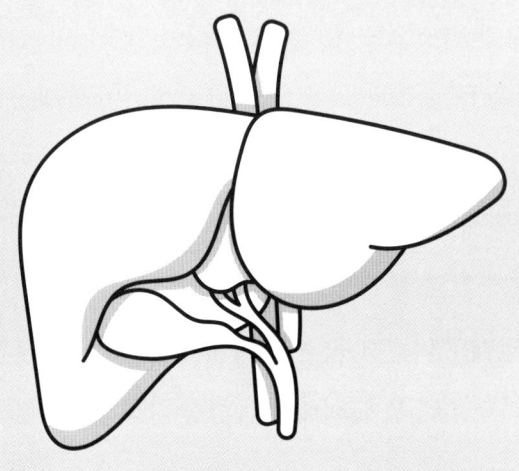

*1* **영양소의 대사**  영양소를 분해 및 합성하여 몸에서 사용할 수 있는 형태로 바꿔 각 장기로 보내는 역할을 한다. 인간은 이 기능 덕분에 살아서 활동할 수 있다.

*2* **쓸개즙 생성**  쓸개즙은 지방의 소화와 흡수를 돕는 소화액이다. 간에서 생성되어 쓸개에 보관된다.

*3* **유독 물질의 해독**  술, 약, 니코틴 등의 유해 물질을 분해해 독성을 약화하거나 제거하는 중요한 역할을 한다.

> 간은 인체를 계속 움직이는 데 필요한 물질을 한 번에 가공 처리하는 화학 공장이다.

# 지방간 테스트를 해보자

지방간은 간세포에 중성지방이 지나치게 많이 축적되어 발생하는 질병입니다. 보통 건강한 사람의 간에는 3~5%의 중성지방이 있습니다. 이 중성지방이 조금씩 늘어나 지방이 축적된 간세포의 비율이 전체의 30%를 넘으면 지방간으로 진단합니다.

현재 한국인 세 명 중 한 명, 약 200만 명이 지방간(2023년 대한간학회에서 발표한 비알코올 지방간 환자 기준)으로 추정됩니다. 다만 이 숫자는 초음파 검사 등을 통해 진단을 받은 사람의 수치이기 때문에 지방간이 의심되지만 그냥 방치하거나 건강검진을 받지 않은 사람까지 포함하면 실제 수치는 더 많을 것입니다. 이러한 수치를 통해서도 알 수 있듯이 지방간은 많은 사람이 앓고 있는 질병이며 누가 언제 걸리더라도 이상하지 않습니다.

그런데 지방간이라는 질병에 대해 뚱뚱하거나 술을 많이 마시는 사람이 걸리는 병이라는 선입견을 품고 있지 않나요? 물론 지방간인 사람 중에 비만이거나 술을 많이 마시는 사람이 많은 것은 사실입니다. 하지만 나는 뚱뚱하지도 않고 술을 마시지 않으니까 걸리지 않는다고 생각한다면 그것은 잘못된 생각입니다. 마르고 술을 마시지 않는 사람 중에도 지방간인 사람이 꽤 있습니다. 게다가 최근에는 ==중장년뿐만 아니라 젊은 층에서도 지방간이 늘고 있습니다.==

지방간은 체형이나 음주 여부와 상관없이 남녀노소 모두가 경계해야 할 질병입니다. 걱정되는 분들은 다음 페이지에 나와 있는 지방간 테스트를 해보기 바랍니다. 대략적인 기준이지만 체크 항목 중 세 개 이상에 해당한다면 지방간일 가능성이 큽니다. 왜 이것이 지방간과 연관이 있는지 의아한 항목도 있을 것입니다. 그 이유에 대해서도 찬찬히 설명하겠습니다. 절대 겁주려는 것이 아니고 실제로 여러분도 이미 지방간이 생겼을지도 모릅니다. 아무리 건강에 자신이 있다고 해도 지방간은 방심해서는 안 되는 질병입니다.

## 지방간 테스트

**세 가지 이상 해당하면 지방간일 가능성이 높다!**

- [ ] 최근 배가 많이 나왔다.
- [ ] 식사 시간이 10분 이내인 경우가 많다.
- [ ] 밥을 두 공기 이상 먹는 날이 주 5일 이상이다.
- [ ] 면 요리를 주 3회 이상 먹는다.
- [ ] 거의 매일 과일을 먹는다.
- [ ] 거의 매일 단 음료수를 마신다.
- [ ] 매일 과음한다.
- [ ] 식사할 때는 밥부터 먹는다.
- [ ] 치아 관리를 하지 않는다.
- [ ] 입안이 말랐다고 느끼는 경우가 많다.
- [ ] 규칙적으로 하는 운동이 없다.
- [ ] 근육이 줄었다고 느낀다.
- [ ] 밤에 잠들기 힘들다.
- [ ] 아침에 일어날 때 피로가 풀리지 않았다고 느낄 때가 있다.
- [ ] 담배를 피운다.
- [ ] 수축기 혈압(위 혈압)이 130mmHg 이상이다.

# 탄수화물 과잉 섭취가 원인인 지방간이 급격하게 늘고 있다

그렇다면 이렇게 많은 사람이 지방간을 앓고 있는 이유가 무엇일까요? 그 원인은 바로 **탄수화물의 과잉 섭취**입니다.

모두가 잘 알고 있듯이 탄수화물은 밥, 빵, 면류, 감자, 고구마 등에 많이 들어 있습니다. 요즘은 이러한 주식 외에도 과일, 단 음료수, 과자, 조미료 등을 통해 섭취하는 탄수화물의 양이 상당히 늘었습니다. 주식 이외의 음식을 통해서 무의미하게 섭취하는 탄수화물이 지나치게 많아지면서 탄수화물을 과잉 섭취하고 있는 사람도 많은 상황입니다.

1장에서 소개한 잘못된 건강 상식을 보면서 자신도 무의식중에 했던 행동이라서 놀라지 않았나요? 그렇게 자각하지 못하고 섭취했던 탄수화물이 매일 쌓이면 엄청난 양이 됩니다.

건강한 식습관을 가지고 있고 영양의 균형이 잡힌 식사를 한다고 자신 있게 말하는 사람도 자신도 모르게 탄수화물을 과잉 섭취하고 있을지도 모릅니다. 밥을 주식으로 하는 한국에서는 대단한 만찬을 차려 먹거나 과식하지 않고 ==지극히 일반적인 식생활을 하는데도 탄수화물을 지나치게 많이 섭취하는 경우가 많습니다==. 그러는 사이에 나도 모르게 간에 지방이 쌓이는 것입니다.

그런데 탄수화물을 많이 섭취하면 왜 간에 지방이 쌓이는 걸까요?

탄수화물은 체내에 들어가면 우선 포도당으로 분해됩니다. 혈중 포도당은 온몸으로 퍼지고 인슐린의 작용으로 인해 세포의 에너지로 사용됩니다. 또 에너지로 사용되지 않고 남은 포도당은 간에서 글리코겐으로 합성되어 간 내부나 근육에 저장됩니다. 포도당이 부족해졌을 때를 대비해서 비축해두는 것입니다. 그런데 이 비축분은 어디까지나 일시적인 것으로 그렇게 많은 양을 저장할 수는 없습니다. 많은 양의 탄수화물이 한꺼번에 들어오면 이 글리코겐 저장소는 바로 꽉 찹니다.

그렇다면 대량의 탄수화물이 들어와서 글리코겐 저장소가 꽉 차면 혈중에 남아 있는 포도당은 어떻게 될까요? 이렇게 남은 포도당은 간에서 중성지방으로 바뀝니다. 매일 많은 탄수화물을 섭취해서 잉여 포도당이 생기면 그것이 계속해서 중성지방으로 바뀌고 간과 내장 주변(내장 지방), 피하(피하 지방) 등에 축적됩니다. 그래서 평소에 탄수화물을 과하게 섭취하면 몸에는 계속해서 지방이 쌓이고 비만과 지방간으로 발전하게 됩니다. 게다가 이러한 잉여 포도당이 중성지방으로 바뀔 때 인슐린이 지령을 내리는 역할을 합니다.

인슐린은 혈당을 낮추는 호르몬으로 알려져 있지만, 여분의 포도당이 중성지방으로 변환되는 것을 돕는 역할도 합니다. 그러니까 평소에 탄수화물을 많이 섭취해서 혈당이 높은 상태가 오래 지속되면 그때마다 인슐린이 분비되어 남아 있는 포도당을 중성지방으로 바꾸라는 지령을 계속 내립니다. 그러다 보니 간을 비롯한 체내에 지방이 꾸준히 쌓이게 되는 것입니다. 이러한 메커니즘으로 지방간이 되는 사람이 급격히 늘어나고 있습니다.

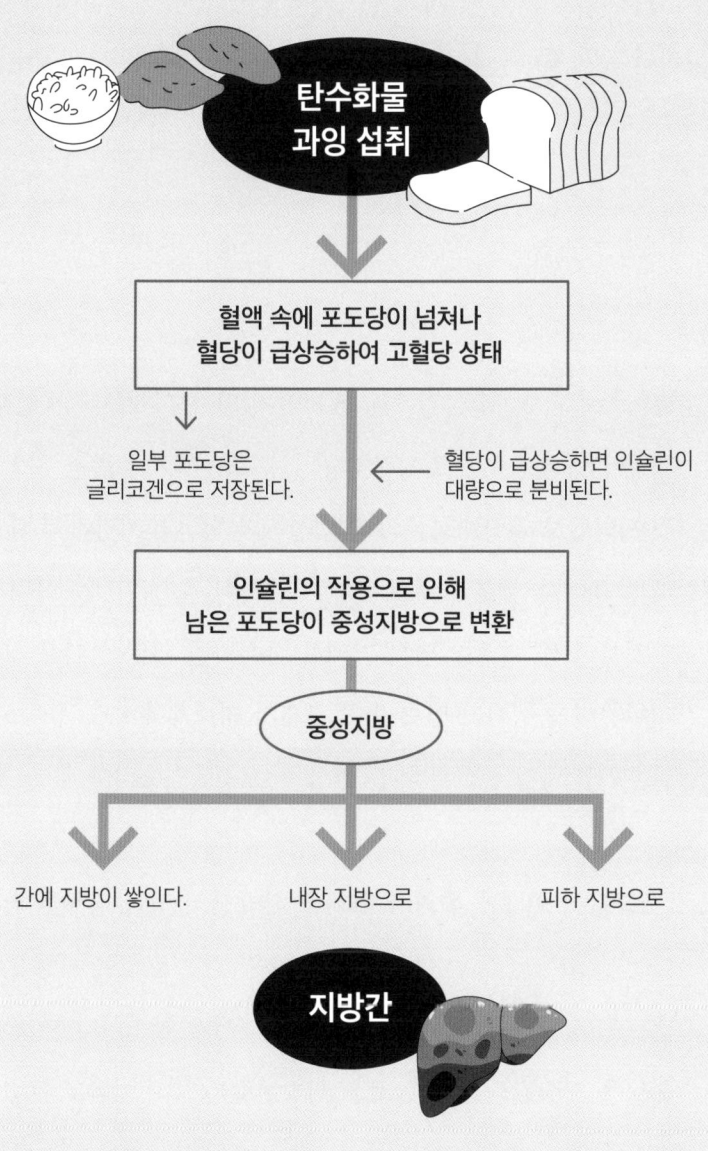

# 지방간이라는
# 명칭이 변경된 것을
# 알고 있나요?

앞서 잠깐 언급했지만 얼마 전까지는 지방간의 주된 원인이 과음이라고 생각했습니다. 그런데 지금은 음주가 원인인 지방간보다 탄수화물의 과잉 섭취가 원인인 지방간이 몇 배는 더 많습니다. 물론 음주로 인한 지방간이 줄어든 것은 아니지만, 그것을 훨씬 더 뛰어넘는 기세로 탄수화물 과잉 섭취가 원인인 지방간이 늘어나고 있습니다. 그래서 의료계에서도 음주보다는 탄수화물 과잉 섭취에 더 큰 관심을 보이고 있습니다.

상황이 이렇게 변화하자 최근 지방간의 정식 명칭을 변경한다는 발표가 있었습니다. 지금까지 지방간은 알코올 지방간과 비알코올 지방간, 크게 두 가지로 분류되어 있었습니다. 이를 각각 알코올 지방간질환, 비알코올 지방간질환[NAFLD]이라고 불렀습니다. 또한 비알코올 지방간질환 중에서 간염이 발생한 경우, 비알코올 지방간염$^{NASH}$이라고 불렀습니다. 지방간 진단을 받아본 사람이라면 비알코올 지방간질환이나 비알코올 지방간염이라고 하는 기존의 병명을 들어본 적이 있을 것입니다.

그런데 2023년, 유럽간학회와 미국간학회가 오랫동안 사용되어 온 이 명칭을 변경한다고 발표했습니다. 변경하는 가장 큰 이유는 비알코올 지방간질환이나 비알코올 지방간염의 명칭에 포함된 Alcoholic(알코올 중독자), Fatty(뚱뚱한 사람)라는 단어에 차별적인 뉘앙스가 있으며 지방간 원인의 단편성만 보여주고 있기 때문입니다.

국어 표기로 보면 차별적인 뉘앙스는 크게 느껴지지 않습니다. 하지만 기존의 명칭은 알코올과 지방 중심으로 진단 기준을 삼아, 다양한 영향에 의해 간의 대사 기능 이상이 발생하는 것을 간과할 수 있다고 판단하여 한국에서도 역시 지방간의 명칭 변경을 추진하게 됩니다. 그리고 2024년 6월 대한간학회와 한국간담췌외과학회, 대한간암학회, 대한간이식학회가 새로운 질병명을 발표했습니다.

기존의 비알코올 지방간질환$^{NAFLD}$은 **대사이상지방간질환**$^{MASLD}$, 비알코올 지방간염$^{NASH}$은 **대사이상지방간염**$^{MASH}$이라는 명칭으로 변경하였습니다. 쉽게 말하면 기존의 알코올과 비알코올로 구분했던 명칭을 지방간의 대사이상$^{Metabolic}$을 기준으로 보고 이를 강조한 것입니다.

새로운 명칭인 대사이상지방간질환$^{MASLD}$이나 대사이상지방간염$^{MASH}$은 바뀐지 얼마 되지 않았기 때문에 타 분야의 의료계에까지 아직 널리 알려지지 않았습니다. 아마 의료 관계자 중에도 모르는 사람이 많을 것입니다.

그래서 이 책에서는 MASLD에 해당하는 '간세포에 지방이 지나치게 많이 축적된 상태'를 지방간이라고 부르고 MASH에 해당하는 '간세포가 염증을 일으키는 상태'를 지방간염이라고 부르겠습니다.

여러분들도 이제 **음주 여부와는 상관없이 간에 지방이 축적되어 대사 기능에 문제가 생기는 질병이 지방간**이라고 생각하면 됩니다.

## 지방간의 명칭 변경

### 기존의 분류

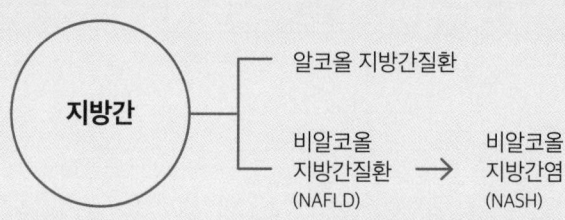

### 새로운 분류
(2024년 6월부터)

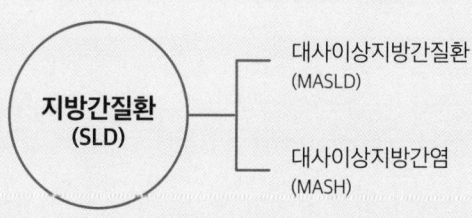

# 정상 수치라고 해도
# 숨은 지방간이 될 가능성이
# 있다

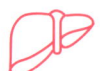

지방간은 간세포의 지방화가 꽤 진행되어도 명확한 증상이 없습니다. 그래서 내가 지방간인지 아닌지, 지방간이 어느 정도 진행되었는지 알기 위해서는 건강검진에서 하는 혈액검사를 통해 간 기능 수치를 확인해서 판단할 수밖에 없습니다.

그럼 건강검진 결과지에 나오는 간 기능 수치를 스스로 판단해볼 수 있도록 간 기능 수치에 대해 간략히 설명하겠습니다. 간 기능을 측정하는 대표적인 수치로 ALT, AST, γ(감마)-GTP 세 가지가 있습니다.

**ALT(GPT)** 기준치 10~30U/L, 이상적 수치 5~16U/L

ALT는 간세포 내에 있는 효소를 말하는 것으로 간 기능 장애가 있으면 혈액 중에 ALT 효소가 증가합니다. 혈액검사에서 ALT

수치가 높으면 간세포가 망가지는 중이라는 의미입니다. ALT는 탄수화물의 과잉 섭취가 원인인 지방간이 있으면 높은 수치가 나오는 경우가 많습니다.

### AST(GOT) 기준치 10~30U/L, 이상적 수치 5~16U/L

AST는 간과 근육에 많이 있는 효소로 ALT와 비교해 간 기능 상태를 파악하는 데 사용됩니다. 보통 지방간인 사람은 AST보다 ALT 수치가 더 높습니다. AST 수치가 ALT보다 높다면 알코올성 간 기능 장애가 있을 가능성이 있습니다.

### γ-GTP 기준치 남성 10~50U/L, 여성 10~30U/L

γ-GTP는 간에서 생성되어 쓸개즙으로 배출되는 효소입니다. 알코올성 간 기능 장애를 판단하는 기준이 되며 술을 자주 마시는 사람이 신경 쓰는 검사 항목입니다. γ-GTP 수치는 알코올뿐만 아니라 탄수화물의 과잉 섭취나 스트레스로 인해 상승하기도 합니다.

이 세 가지 검사 항목 중에서 특히 주의해야 하는 것은 ALT 수치입니다. 제가 속해 있는 일본간학회는 2023년 6월 일본 나라 시에서 열린 학회에서 간 기능 수치의 새로운 기준을 발표했습니다. ALT가 30을 넘으면 의사의 진료를 받으라고 제안했습니다. 이것은 지방간 등의 간 질환 증가에 따른 것입니다.(국내 가이드라인은 ALT와 AST의 기준을 남자 34, 여자 30으로 하며 실제 병원에서는 일률적으로 40을 기준으로 하는 경우가 많다.)

지금 여러분들의 건강검진 결과표를 다시 한번 보시기 바랍니다. 아마도 ALT 수치가 30을 넘는 사람이 꽤 많을 것입니다. 어쩌면 ALT가 100에 가깝거나 100을 크게 웃도는 사람이 있을지도 모릅니다. 해당하는 사람은 지방간염이 진행되고 있을 가능성도 있으므로 서둘러 병원 진료를 받아야 합니다.

저는 학회보다 더 낮은 기준을 설정했습니다. ALT와 AST 모두 5~16U/L을 이상적인 수치라고 보고 있으며 ALT가 20~30인 경우, 숨은 지방간일 가능성이 있다고 판단합니다. 이런 기준을 정한 이유는 오랜 시간에 걸쳐 수많은 환자의 간 검사 데이터를 보면서 ALT가 10 후반이어도 약간의 지방이 축적되어 있고, ALT가 20을 넘으면 경도의 지방간이라고 해도 될 정도로 지방이 많이 쌓여 있는 것을 확인했기 때문입니다.

그러니까 여러분도 ALT가 20을 넘으면 이미 숨은 지방간이라고 할 수 있으며 이미 지방간에 한 발을 담그고 있는 상태이므로 주의해야 합니다. 그리고 ALT가 일본간학회 기준치인 30 이하라고 해도 이미 20 이상이라면 완전히 안심할 수는 없는 상태라는 사실을 꼭 기억해야 합니다.

## 간 기능 검사 수치 보는 법

|  | 기준치 | 이상적인 수치 |
|---|---|---|
| **ALT (GPT)** | 10~30U/L | 5~16U/L |
| **AST (GOT)** | 10~30U/L | 5~16U/L |
| **γ-GTP** | 남성 10~50U/L<br>여성 10~30U/L | |

↓

- ALT가 30을 넘으면 지방간이 있을 수 있다.
- ALT가 20~30인 경우 숨은 지방간일 가능성이 있다.
- ALT > AST인 경우, 지방간이 있을 수 있다.

# 다이어트에 실패하는 원인도 지방간 때문?

지방간을 방치하면 어떻게 될까요? 지방간으로 인한 건강상의 문제는 다양하게 나타나지만 저는 크게 다음 세 가지로 집약된다고 생각합니다.

① 대사가 원활하게 이루어지지 못해 살이 잘 빠지지 않는 몸이 된다.
② 지방간염이 생기고 간경변증이나 간암의 위험성이 높아진다.
③ 당뇨병이 발생해 다양한 중대 질병의 원인이 된다.

순서대로 살펴보겠습니다. 우선 ①대사가 원활하게 이루어지지 못해 살이 잘 빠지지 않는 몸이 된다는 것은 지방간 때문에 다이어트에 여러 번 실패하는 사람이 적지 않다는 점입니다. 살이 잘 빠지는지 아닌지는 대사가 큰 영향을 줍니다. 앞서 소개한 것처럼 간은 인간의 대사 기능에 중심적인 역할을 합니다. 그런데 간에 지방이 쌓이면 대사 기능이 크게 떨어집니다.

간에 지방이 쌓이면 영양소를 분해하거나 합성하는 능력이 떨어져 에너지를 효율적으로 만들지 못합니다. 또 동시에 지방이나 당과 같은 체내 에너지를 연소해 소비하는 속도도 떨어집니다. 이렇게 대사 기능이 떨어지면 에너지를 제대로 소비하지 않는 몸이 되어버립니다.

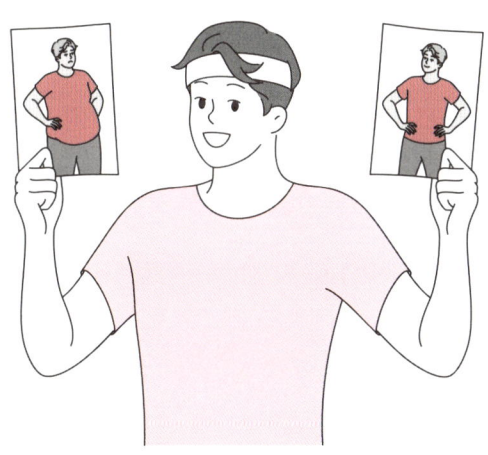

그뿐만이 아닙니다. 지방간이 되면 간세포가 염증을 일으켜 간이 계속 망가집니다. 그러면 간세포 내에 쌓인 중성지방이 혈액 속으로 흘러나와 몸의 이곳저곳으로 흘러갑니다. 그리고 이 상태가 계속되면 피하 지방과 내장 지방이 예전보다 눈에 띄게 늘어나고 비만이 더 진행됩니다.

이렇듯 지방간이 되면 살이 잘 빠지지 않는 것은 물론 쉽게 살찌는 몸이 되어버립니다. 여러분들 중에도 여러 번 다이어트에 도전했지만, 좌절한 경험을 가진 사람이 있을 것입니다. 원하는 성과를 내지 못했던 것은 어쩌면 지방간 때문일 수도 있습니다.

다이어트에 성공하려면 우선 간의 지방을 줄여야 합니다. 바꿔 말하면 지방간을 개선하면 간 기능이 회복되고 대사도 좋아져 다이어트도 쉽게 성공할 수 있습니다. 지방간을 개선해서 살이 잘 찌지 않는 몸이 되는 방법은 뒷장에서 다시 소개하겠습니다.

# 지방간→지방간염→ 간경변증→간암으로 가는 최악의 흐름

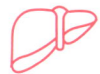

다음으로 ②지방간염이 생기고 간경변증이나 간암의 위험성이 높아진다는 사실에 대해서 살펴보겠습니다. **지방간 중 10~20%의 경우가 지방간염으로** 발전한다고 합니다. 지방간염은 간에 진행성 염증이 생긴 상태입니다. 앞서 지방간의 명칭이 변경되었다고 말씀드렸는데 이 지방간염은 예전 명칭으로는 비알코올 지방간염$^{NASH}$, 새로운 명칭은 대사이상지방간염$^{MASH}$입니다.

지방간염을 방치하면 조금씩 섬유화가 진행되고 **수년 또는 십수 년에 걸쳐 간경변증으로** 발전합니다. 지방간염 단계에서는 아직 무증상이지만 간경변증 중기 정도가 되면 황달, 부종, 복수, 나른함과 같은 증상이 나타납니다. 하지만 **이러한 증상이 나타났을 때는 이미 늦은 경우로 간 기능을 정상 상태로 되돌리는 것은**

<u>불가능</u>합니다.

그대로 간경변증이 악화하면 목숨이 위험해질 수 있습니다.

간경변증이 생기면 간암으로 발전할 위험성도 높아집니다. 암에 걸리면 당연히 목숨을 잃게 될 수도 있습니다. 지방간과 지방간염을 우습게 보면 어느샌가 염증이 악화하고 섬유화가 진행되어 '<u>지방간→지방간염</u>→간경변증→간암'이라고 하는 최악의 흐름으로 가게 됩니다.

물론 지방간에서 지방간염으로 발전하는 사람은 10~20% 정도에 불과하며 만약 간염에 걸렸다고 해도 모두가 간경변증으로 발전하는 것은 아닙니다. 이러한 최악의 흐름으로 발전하는 경우는 전체적으로는 소수에 불과하므로 지나치게 두려워할 필요는 없습니다.

다만 이렇게 최악의 상황도 있을 수 있다는 사실을 기억하고 주의할 필요는 있습니다. 지방간을 빠르게 개선한다면 상황이 악화할 가능성은 없으므로 여러분들도 나중에 소개할 개선 방법을 실천해 지방간을 고치고 간을 건강하게 유지하기를 바랍니다.


한 가지 더 추가하자면 얼마 전까지는 간경변증과 간암에 걸리는 사람은 C형간염이나 B형간염 등의 바이러스 간염 환자가 대부분이었습니다. 그런데 이제는 C형간염은 약을 먹으면 단기

간에 완치가 됩니다. B형간염도 효과적인 약물 치료로 완치에 가까운 상태까지 치료할 수 있게 되어 바이러스 간염으로 인한 간경변증이나 간암은 많이 줄었습니다.

물론 오래된 의학 교과서나 인터넷 기사를 보면 여전히 간경변증이나 간암의 가장 큰 원인은 C형간염이라고 나옵니다. 이렇게 예전에는 당연하다고 생각했던 상식도 지금은 크게 바뀌고 있습니다. 이러한 내용도 일단 머릿속에 기억하기를 바랍니다.

# 당을 줄이지 못해
# 지방이 계속 늘어나는
# 악순환에 빠진다

세 번째 항목인 ③당뇨병이 발생해 다양한 중대 질병의 원인이 된다는 점에 관해서 설명하겠습니다.

저는 이것이야말로 지방간이 일으키는 가장 큰 문제라고 생각합니다. 우선 당뇨병(제2형)은 지방간을 방치하면 조금씩 진행됩니다. 그리고 당뇨병에 걸리면 지방간은 더 악화합니다. 지방간과 당뇨병은 떼려야 뗄 수 없는 관계입니다.

그렇다면 지방간이 당뇨병으로 발전하는 메커니즘에 대해서 자세히 설명하겠습니다. 지방간을 방치하면 대사 기능이 둔화해 혈당이 잘 조절되지 않습니다. 그러면 탄수화물 섭취 후 혈당치가 불안정해지고 만성 고혈당 상태가 됩니다. 고혈당 상태가 계속되면 췌장에서는 인슐린이 분비됩니다. 인슐린은 혈당을 낮추는 작용뿐만 아니라 체내의 잉여 탄수화물을 중성지방으로 변환하는 작용도 일으킵니다. 고혈당으로 인해 인슐린이 많이 분비되는 상태가 오래 이어지면 중성지방이 점점 더 늘어나 지방간이 악화하는 것입니다.

게다가 이러한 상황을 더 악화시키는 것이 **인슐린 저항성입니다**. 인슐린 저항성은 **인슐린이 역할을 제대로 하지 못하면서 세포로 포도당을 보내지 못해 혈당치가 잘 내려가지 않는 상태를** 말합니다. 이렇게 되면 췌장은 혈당을 낮추기 위해 더 많은 일을 하게 되고 더 많은 양의 인슐린을 계속해서 분비합니다. 그리고 이렇게 많은 양의 인슐린을 계속 분비했는데도 고혈당 상태가 계속되면 췌장도 지치게 됩니다.

인슐린은 당을 지방으로 바꾸는 작업을 계속하기 때문에 저항성이 커지면 밤낮 할 것 없이 지방이 계속 쌓이고 지방간과 비만이 악화합니다. 이러한 인슐린 저항성으로 인해 췌장이 피로해지고 지방간이 진행되어 당뇨병으로 발전하는 것입니다.

앞서 설명했듯이 지방간을 방치하면 10년 후에는 당뇨병으로 발전할 가능성이 높습니다. 수년 동안 지방간을 치료하지 않으면 **체내에서는 당이 줄어들지 않고 지방이 계속 쌓이는 악순환이** 반복됩니다. 이러한 상황이 계속 이어져 더 이상 몸이 버틸 수 없게 되면 당뇨병이 생기게 되는 것입니다.

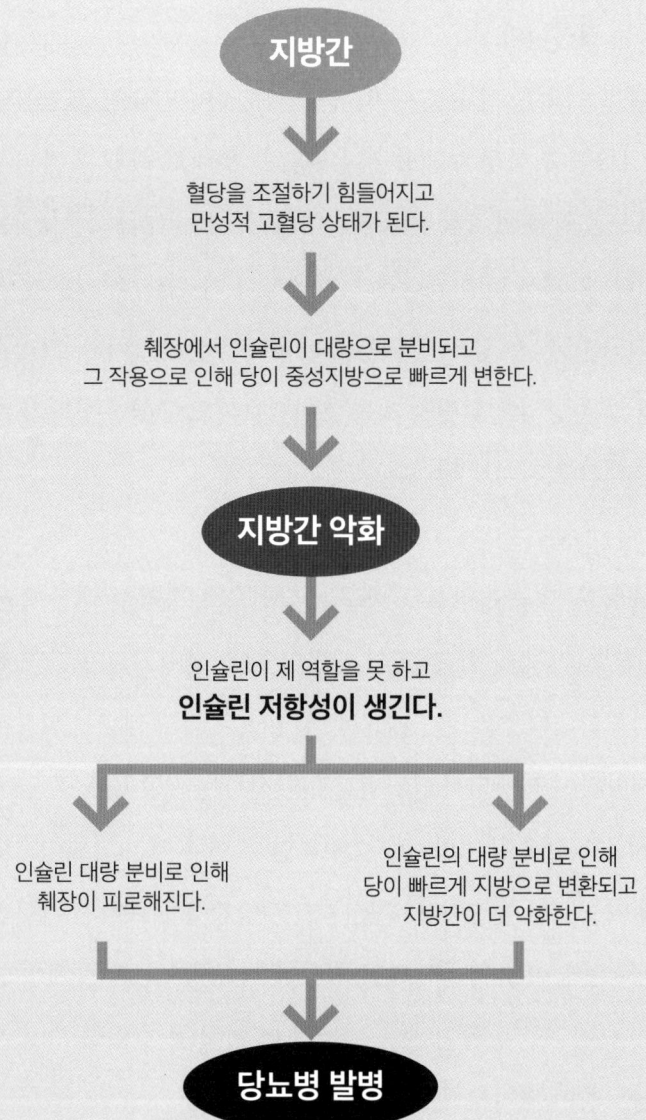

지방간이 진행되어 당뇨병이 생기게 되면 간은 지나치게 많이 축적된 지방을 다시 당으로 전환해 혈액 속으로 내보냅니다. 그러면 당연한 말이지만 혈중에 당이 늘어나 당뇨병이 더욱 심해집니다. 혈중에 당이 지나치게 많으면 혈관이 손상되고 당뇨병 이외의 질병이 생길 가능성도 커집니다. 따라서 지방간 정도는 괜찮다고 생각해 방치하면 조금씩 몸이 병들고 나중에는 당뇨병이 생기게 되며 앞으로 인생에서 다양한 질병에 시달리게 될 것입니다.

# 지방간은
# 심근경색과 뇌졸중의
# 원인이 된다

앞서 말했듯이 **지방간은 다양한 질병의 원인이며 만병의 근원**이라고 할 수 있습니다.

뒷장의 그림을 보시기 바랍니다. 나무에 열린 질병 모두 지방간에서부터 시작된다고 해도 과언이 아닙니다. 이러한 만성 질환은 목숨을 위협하는 중대 질병으로 이어지는 경우도 많습니다.

많은 사람이 동맥경화성 질환을 걱정합니다. 지방간이 되면 간에서 중성지방이 넘쳐나고 혈액 속으로 흘러나옵니다. 그러면 지방과 콜레스테롤로 인해 혈액이 끈적해지고 혈관의 내벽에 중성지방이 쉽게 달라붙습니다. 간에서 나온 중성지방은 당의 형태로 혈액 속으로 흘러나와 혈관 내벽을 망가뜨립니다. 그리고 이러한 문제가 계속되면 **혈관이 손상되어 딱딱**

해지고 혈액이 잘 흐르지 않게 되어 동맥경화가 진행되는 것입니다.

여러분도 알고 있겠지만 심장 혈관의 동맥경화가 진행되면 협심증과 심근경색의 발병 우려가 커집니다. 뇌혈관의 동맥경화가 진행되면 뇌경색, 뇌출혈, 지주막하출혈을 일으킬 수 있습니다. 지방간으로 인해 동맥경화가 진행되면 이러한 질병으로 인해 갑자기 목숨을 잃거나 인생이 망가질 수 있습니다.

최근에는 치매도 뇌 혈류의 악화가 영향을 준다는 사실이 밝혀졌습니다. 혈액이 끈적해지면 뇌의 얇은 혈관에서 혈액이 잘 흐르지 않게 됩니다. 그러면 산소와 영양소가 충분히 공급되지 않아 뇌신경 세포가 파괴되고 그것이 치매로 이어집니다.

그 외에도 지방간으로 인해 발생하는 혈관과 혈액의 질병에는 고혈압, 신장병, 고지혈증, 통풍, 잇몸병 등이 있습니다. 최근 연구에서는 대장암, 유방암, 위암, 췌장암 등의 위험 요인에도 지방간이 거론되고 있습니다. 그야말로 만병의 근원인 셈입니다. 동맥경화와 대사증후군 등의 질병을 비롯해 혈액과 혈관 문제로 인해 발생하는 생활습관병은 모두 지방간에서 시작된다고 해도 될 정도입니다.

하지만 반대로 지방간만 예방한다면 대부분의 생활습관병은 악화하지 않도록 관리가 가능하다는 뜻이 됩니다. 여러분들도 당뇨병, 대사증후군 관련 질병, 동맥경화성 질병 등으로 고통받는 일 없이 건강한 인생을 보내고 싶다면 우선 지방간 예방과 치료에 힘을 쏟아야 합니다. 그것만으로도 여러분들의 건강 상태는 크게 달라질 것입니다.

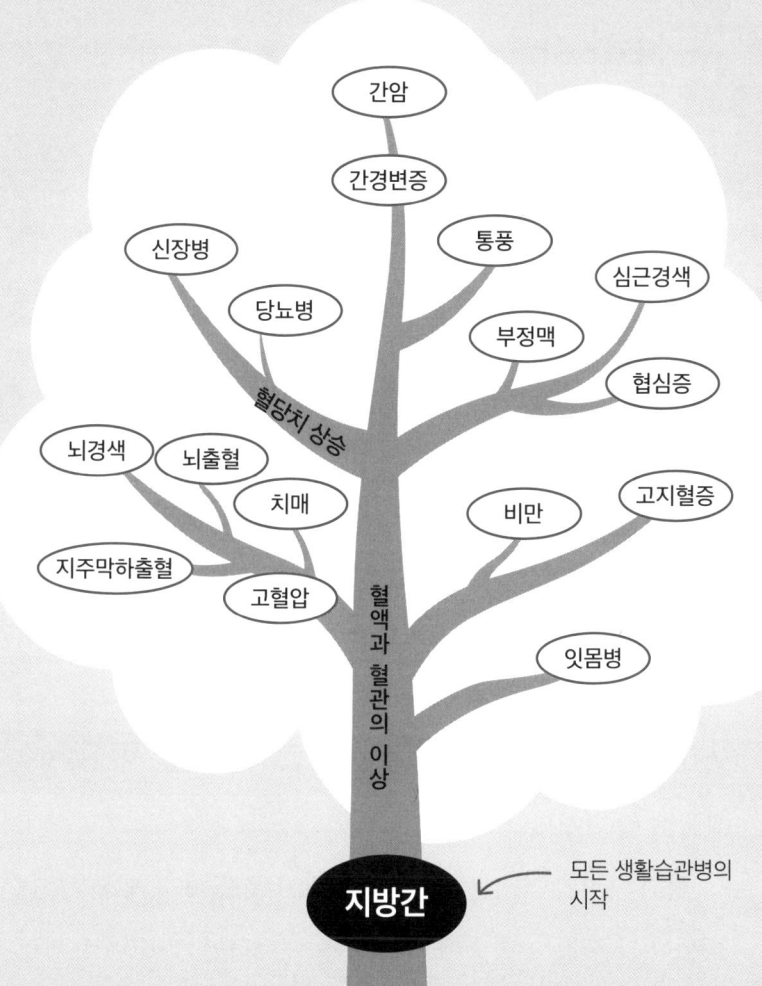

# 간과하기 쉬운
# 과당-포도당-액당을
# 조심하자

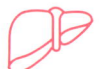

지방간은 만병의 근원입니다. 평소에 탄수화물을 과잉 섭취하면 언제 지방간이 되어도 이상하지 않다는 사실을 이제 정확히 아셨지요? 한편 여러분 중에는 **탄수화물을 딱히 많이 먹지도 않았는데 지방간 진단을 받은** 사람이 있을 것입니다. 밥이나 빵, 면류를 많이 먹는 것도 아니고 단 음식을 자주 먹지도 않는데 왜 그런지 의아할 수 있습니다. 그 이유를 유추해보면 아마도 이런 사람은 평소에 무의식적으로 섭취한 탄수화물이 많을 것입니다.

현대 사회의 식생활에서는 **인지하지 못한 채 먹게 되는 탄수화물**이 많은 음식에 숨어 있습니다. 대표적인 것이 바로 **과당-포도당-액당**입니다. 평소 이것이 추가된 음식을 나도 모르는 사이에 많이 섭취하면 탄수화물 과잉 상태가 되는 것입니다.

과당-포도당-액당 Fructose-glucose Syrup은 1960년대에 개발된 탄수화물입니다. 과당이라고 부르지만 과일에는 전혀 없는 인공 성분입니다. 과당-포도당-액당은 옥수수 등에서 단 성분을 추출해 인공적으로 정제한 액체 시럽으로 과당의 비율이 50% 이상, 90% 미만 즉 포도당보다 높은 것(한때 액상과당으로 불리며 다양한 음식에 사용되었으나 최근 부정적인 인식이 강해져서 표기법이 달라졌다. 미국, 유럽, 일본과는 달리 한국에서만 과당의 표기 기준이 없어서 똑같은 과당-포도당-액당을 사용하더라도 제품마다 기타과당, 옥수수시럽, 프락토스 글루코스 시럽, 과당농축액, 기타감미료 등으로 제각각 표기되고 있다.)을 말합니다. 이 시럽은 대량생산이 가능한 데다 매우 저렴하고 단맛이 아주 강해 다양한 제품에 섞기 쉽다는 특징이 있습니다. 그러다 보니 달콤한 음료, 과자, 조미료, 가공식품 등 정말 많은 제품에 사용되고 있습니다. 우리 주변에서 흔히 볼 수 있는 과당-포도당-액당이 들어가 있는 식품을 살펴보겠습니다.

시리얼, 아이스크림, 과자, 젤리, 컵라면, 달콤한 빵, 쿠키, 도넛, 케첩, 카레 가루, 드레싱, 단 음료, 탄산음료, 이온 음료, 채소주스, 과일주스, 유산균 음료, 에너지 드링크, 각종 드레싱, 시판 육수, 불고기소스, 비빔장, 돈가스소스, 인스턴트 완제품 요리, 달콤한 술….

평소에 우리가 자주 먹는 음식들입니다. 탄수화물을 신경 쓰는 사람들은 밥이나 빵, 면 등은 많이 먹지 않으려고 꽤 노력하지만 달콤한 음료나 조미료에는 무방비 상태인 경우가 많습니다. 그리고 건강에 좋다고 생각해서 건강 음료와 채소주스, 유산균 음료를 매일 마시는 사람도 있습니다. 아이스크림, 젤리, 쿠키 등의 디저트도 매일 챙겨 먹는 사람이 꽤 많습니다. 이렇게 다양한 식품을 통해 매일 무의식중에 섭취하는 과당-포도당-액당이 쌓이고 쌓여서 꽤 많은 양이 되는 것입니다.

과당-포도당-액당은 마트나 편의점에서 판매하는 가공식품에 거의 다 들어가 있습니다. 과당-포도당-액당을 먹지 말라고 하면 먹을 만한 음식이 아무것도 없다고 속상해하는 사람도 많습니다. 따라서 완전히 끊기보다는 줄일 수 있을 때 줄이도록 합니다.

예를 들어 식재료를 살 때 영양성분표를 보고 과당-포도당-액당이 함유되어 있는지 확인합니다. 이러한 제품들은 가능한 한 섭취를 줄이려고 노력하면 됩니다. 또 과당-포도당-액당은 평소 일반적인 식생활을 하다 보면 어느 정도는 섭취할 수밖에 없습니다. 따라서 어쩔 수 없이 섭취하게 되는 탄수화물의 양을 염두에

두고 밥을 조금 적게 먹는 등 ==전체적인 탄수화물 섭취량을 조절할 필요가 있습니다.== 구체적인 방법에 대해서는 다음 장에서 자세히 설명하겠습니다.

## 과당-포도당-액당이 들어가 있는 식품들

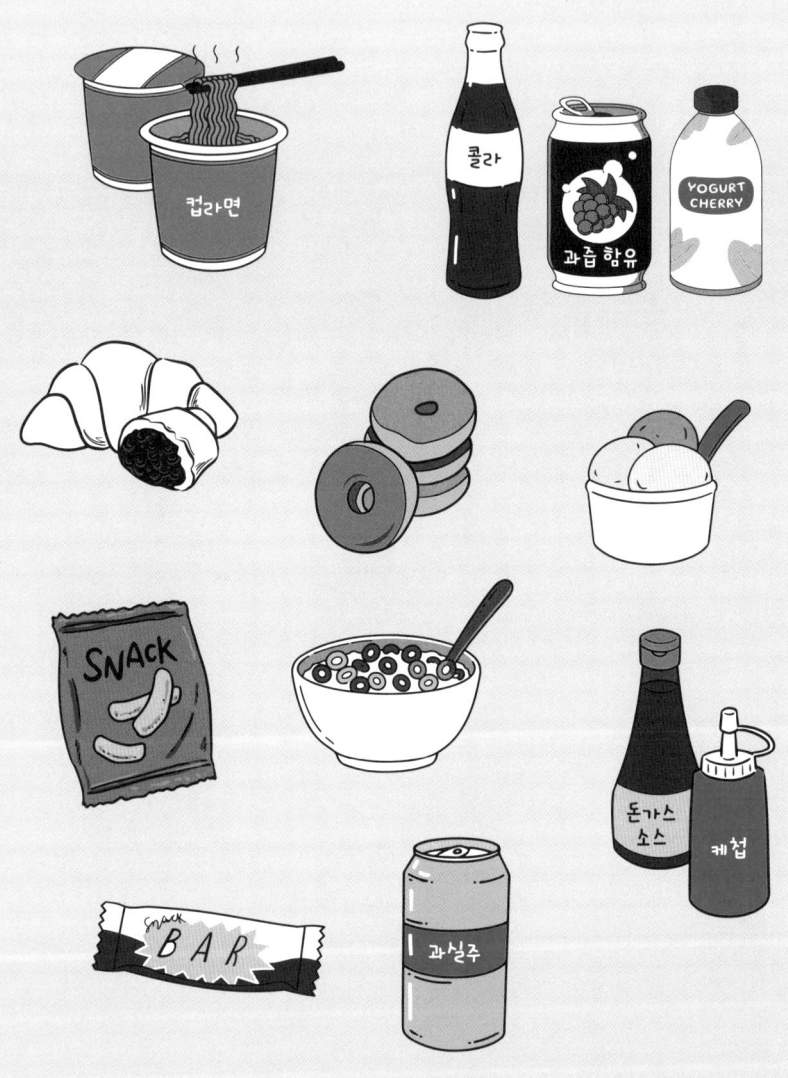

# 과당 과잉 섭취로
# 간이
# 망가진다

지금부터는 과당에 대해서 알아보겠습니다. 저는 수십 년 전부터 과당의 문제점에 주목했고, 지방간의 가장 큰 원인은 과당 과잉 섭취라고 지속해서 주장해왔습니다.

앞에서도 잠시 언급했지만, 과당은 다양한 종류의 탄수화물 중에서도 간에 가장 해로운 탄수화물입니다. 과당은 흡수가 빠른 데다가 소장에서 간으로 직접 운반되고, 에너지로 사용되지 못한 여분의 과당은 중성지방으로 변환됩니다. 앞에서 샤인머스캣을 일주일 동안 계속해서 먹어서 지방간이 되었다는 환자의 사례를 소개했었는데 과당을 일상적으로 과잉 섭취하게 되면 그 정도로 빠르게 간에 지방이 쌓입니다.

과당은 포도당과는 달리 혈당을 올리지도 않고 인슐린 분비도 촉진하지 않습니다. 하지만 간 내에서만 대사되기 때문에 평소에 과당을 많이 섭취하면 ==포도당보다도 간에 훨씬 더 큰 부담을 줍니다==. 과당의 과잉 섭취가 간을 망가뜨린다고 해도 과언이 아닙니다.

다만 가끔 과일을 가공하지 않고 있는 그대로 먹는다면 큰 문제는 없습니다. 귤, 사과, 포도, 바나나, 딸기 등의 과일은 평소에는 그렇게 많이 먹지 못합니다. 앞서 말한 환자처럼 매일 샤인머스캣을 대량으로 섭취한다면 이야기는 달라지겠지만 보통은 과일을 한 번에 많이 섭취하지 않고 매일 과일만 먹지도 않습니다. 그러니까 과당을 많이 함유하는 과일을 디저트로 소량 먹는 정도라면 간에 큰 무리를 주지 않습니다. 귤 한두 개, 사과 하나, 바나나 하나, 딸기 대여섯 개 정도로 상식적인 양을 가끔 먹는 정도라면 전혀 문제없습니다.

다만 ==과당-포도당-액당의 형태로 체내로 들어가는 과당은 우리의 간에 상상을 뛰어넘는 타격을 줍니다==. 예를 들어 콜라나 사이다와 같은 달콤한 탄산음료에는 대량의 과당-포도당-액당이 들어가 있습니다. 이러한 달콤한 음료는 벌컥벌컥 마시기 좋아서 끝없이 들어갑니다. 500mL의 음료를 다 마신다면 그것만으로도 엄청난 양의 과당-포도당-액당을 섭취하게 됩니다.

또 편의점에서 달콤한 빵 2개와 쿠키 1개, 오렌지주스 하나를 사서 먹으면 마찬가지로 몸에 들어가는 과당-포도당-액당은 상당한 양이 됩니다. 특히 과즙 100% 오렌지주스 500mL에는 귤 3, 4개에 해당하는 농축 과즙이 들어 있으며 그중에는 과당-포도당-액당이 대량으로 들어가 있는 제품도 있습니다. 만약 그러한 주스를 한 번에 다 마셔버리면 대량의 과당이 간으로 가게 됩니다.

이렇게 과당에 계속 노출되면 간은 버티기 힘듭니다. 간은 계속해서 들어오는 과당을 지방으로 바꾸는 일 외에는 할 수 있는 일이 없어서 눈에 띄게 지방이 쌓이고 살이 찌게 되는 것입니다.

만약 이러한 식생활을 몇 년 동안 계속한다면 지방간뿐만 아니라 당뇨병과 비만이 생길 수 있고 다양한 생활습관병에 걸리는 것도 시간문제입니다. 우리는 이러한 과당의 폐해를 잘 알아두어야 합니다. 그런 다음 과당-포도당-액당을 많이 포함한 식품이나 음료는 지나치게 많이 섭취하지 않도록 주의해야 합니다.

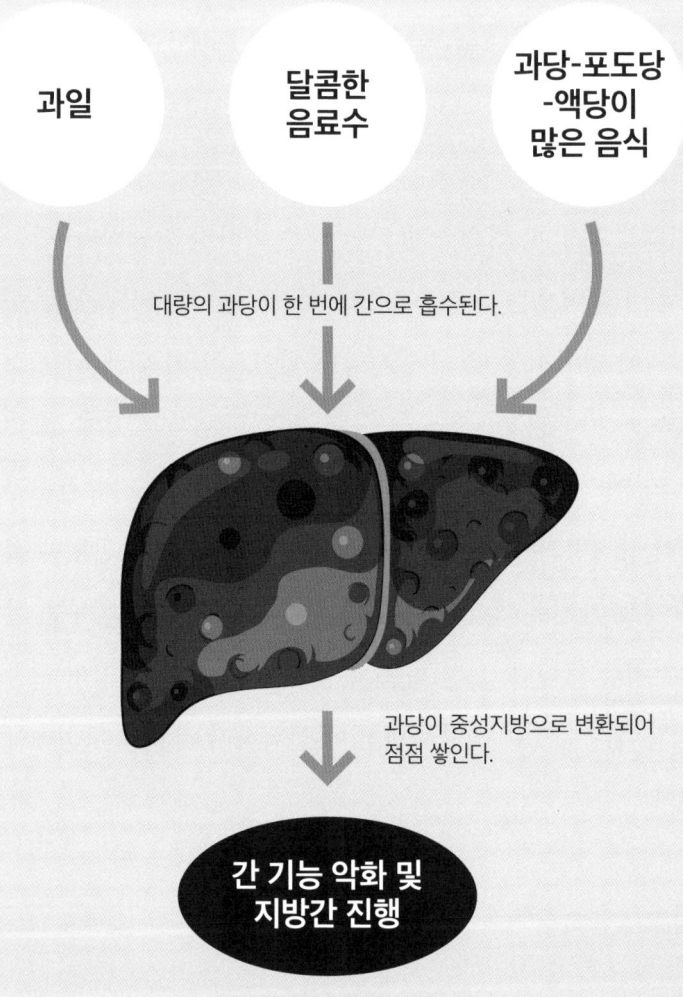

# 간이 건강해지면 전신이 다 건강해진다

지금까지 지방간이라는 병을 방치하면 온몸의 건강을 해치고 많은 문제가 생긴다는 것을 중점적으로 이야기했습니다.

'지방간'이란 명칭은 너무도 유명하지만, 아직도 정작 그 원인과 해결책에 대해서는 오해하는 분들이 많은 것도 사실입니다. 지방간의 원인과 문제점을 이해했다면 이제는 해결 방법을 알아야 할 때입니다. 지방간은 멀쩡했던 간이 어느 날 갑자기 생기는 질환이 아닙니다. 간에 부담을 주는 생활 습관과 식습관이 수년에서 수십 년 동안 쌓여 지방간을 만드는 것입니다.

그런데 지방간의 예방과 치료는 의외로 간단합니다. 다음 장에서 구체적으로 소개할 예정인데, 탄수화물 섭취를 줄여 고혈당을 예방하고 적절한 운동을 한다면 간에서 지방은 점점 사라지고 건강을 되찾을 수 있습니다. 게다가 간을 회복시키는 데 필요한 핵심 정보를 알고 있다면 의사의 힘을 빌리지 않더라도 스스로 간을 회복시킬 수 있습니다. 그리고 간이 회복되면 극적이라고 할 수 있을 정도로 전신의 건강 상태가 좋아집니다.

앞에서 말했듯이 간은 우리 몸의 건강을 가장 밑에서 떠받들고 있는 숨은 조력자와 같은 장기입니다. 간 건강을 회복한다면 부드러운 혈관에 영양이 풍부한 혈액이 흐르고 몸속 구석구석까지 영양분이 전달되어 모든 장기가 힘 있게 움직입니다. 자연스럽게 몸 건강과 활력이 솟아나게 될 것입니다.

게다가 지방간이 개선되면 내장 지방과 피하 지방 등의 체지방도 줄어들어 몸도 가벼워집니다. 체중이 줄고 복부 지방이 사라지면 외모에도 자신감이 생기고 몸과 발걸음이 모두 가벼워집니다. 그래서인지 간이 회복되면 몇 년은 젊어진 것처럼 보이는 사람도 많습니다. 또한 간 건강을 회복하면 대사와 해독 작용이 원활하게 이루어져 피로가 쉽게 쌓이지 않고, 쌓이더라도 빠르게 회복됩니다. 밤에는 푹 잘 수 있고 낮에도 활기차게 하루하루를 보낼 수 있습니다.

간이 회복되면 향후 인생에서 질병에 대한 불안과 걱정을

**없앨 수 있다**는 점도 건강 면에서 매우 큰 장점입니다. 지금까지 말해왔던 것처럼 지방간을 제대로 고치면 당뇨병을 비롯해 **다양한 질병의 싹을 꺾어버릴 수 있습니다.** 혈당과 혈압이 떨어지며 탄수화물과 콜레스테롤 수치도 안정적으로 유지할 수 있습니다. 당뇨병뿐만 아니라 동맥경화, 심근경색, 뇌경색 등의 심혈관 질환에 대한 불안감도 줄어들 것입니다.

한 마디로 간이 건강해지면 온몸이 건강해집니다. 건강 면에서 이렇게 많은 장점이 있는데도 불구하고 아무것도 하지 않은 채 지방간을 방치하면 인생의 큰 손실입니다. 여러분도 앞으로 인생을 오래 건강하게 살아가기 위해서는 지방간을 없애고 간 건강을 지키기 위해 노력하기를 바랍니다.

지방간을 없애는 방법은 다음 장에서 구체적으로 소개하겠습니다. 모두 쉽게 실천할 수 있는 것들이기 때문에 반드시 실천해서 간 건강을 회복하길 바랍니다.

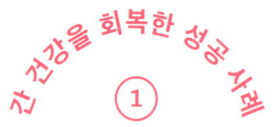
# 간 건강을 회복한 성공 사례 ①

| 한 달 만에 | |
|---|---|
| ALT(GPT) | 89→63 |
| AST(GOT) | 53→38 |
| γ-GTP | 108→65 |

## 지방간의 원인은 알코올이 아니었다!
## 안주를 바꾸기만 해도 수치는 개선된다

: 40대 남성 A씨

2년 전 A씨의 간 기능 수치는 ALT 42, AST 34, γ-GTP 63이었습니다. 그런데 코로나가 어느 정도 안정화되고 회식이 급작스럽게 늘어나서 그런지 올해 수치가 ALT 89, AST 53, γ-GTP 108로 크게 상승하자 걱정돼서 병원에 오셨습니다.
본인은 과음이 원인이라고 굳게 믿고 있었던 것 같은데 저는 탄수화물의 과잉 섭취가 원인이라고 지적했습니다. ALT가 AST보다도 높은 것은 탄수화물의 과잉 섭취가 원인인 지방간에서 흔히 나타나는 특징입니다. A씨의 간 기능이 악화한 것은 술자리에서 탄수화물이 많은 안주를 많이 먹었기 때문입니다.
그래서 저는 각종 튀김, 면 요리, 모둠전 등 탄수화물 중심의 안주는 되도록 피하라고 조언했습니다. 술자리를 마무리하며 먹던 라면도 먹지 말라고 말씀드렸습니다. 그리고 술을 많이 마시면 식욕이 왕성해져서 자신도 모르게 안주를 지나치게 많이 먹게 되기 때문에 술을 30% 정도 줄이도록 제안했습니다. 이러한 것들을 지키기만 했는데 A씨는 한 달 후, ALT 63, AST 38, γ-GTP 65로 수치가 크게 좋아졌습니다. 이렇게 술을 마신다면 지방간에서 벗어날 수 있습니다.

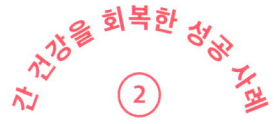
## 간 건강을 회복한 성공 사례 ②

| 일주일 만에 | |
|---|---|
| ALT(GPT) | 81→34 |

### 과일과 과일주스를 끊었더니 지방간이 눈에 띄게 개선되었다

: 30대 여성 B씨

건강 관리를 열심히 하는 B씨는 지금까지 건강검진에서 이상이 발견된 적이 한 번도 없었습니다. 이번에도 일주일 뒤 건강검진을 앞두고 매일 아침 과일주스를 마시고 과일도 적극적으로 먹었다고 합니다. 그런데 검진 결과, ALT가 81이었고 지방간이라는 말을 들었습니다.
놀라서 병원에 찾아온 B씨에게 저는 과당이 지방간의 큰 원인이라고 설명했습니다. 특히 과일주스에 포함된 과당-포도당-액당은 흡수가 잘 되기 때문에 위험성이 더 높다고 말했습니다. B씨는 과일주스와 과일을 끊고 나서 일주일 만에 ALT가 34로 빠르게 개선되었습니다. 이는 일시적인 지방간의 전형적인 사례라고 할 수 있습니다.

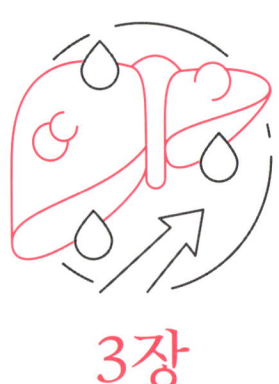

3장

> 간을
> 되살리는
> 7가지 지침

지방간은 몸이 보내는 작은 경고등입니다. 피로가 쌓여도,
식습관이 조금 어긋나도 간은 묵묵히 우리를 지켜줍니다.
하지만 어느 날부터인가 간이 감당하지 못할 만큼의
달콤함과 과잉된 탄수화물이 쌓이면, 그 고요한 장기 안에
지방이 천천히 쌓이기 시작합니다.

아프다는 신호도, 통증도 없어서 우리는 간의 상태를 모른
채 지내게 됩니다. 그러다 혈액검사 수치가 조금 높아지고,
피로가 길게 이어질 때 '간이 힘들어하고 있구나.' 하고
비로소 깨닫게 됩니다.

다행히도 지방간은 되돌릴 수 있는 병입니다.
단 음료수 대신 물을 마시고, 밥은 한 숟가락 덜 먹고,
걷는 시간을 조금씩 늘리면 금세 회복의 신호를 보내옵니다.
간이 편해야 온몸이 편해집니다. 오늘의 작은 변화가
십 년 후의 건강을 보장해줄 것입니다.

# 지방간을
# 없애기 위한
# 7가지 지침

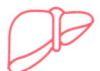

지방간은 보통 오랜 시간에 걸쳐 조금씩 진행됩니다. 탄수화물을 과잉 섭취하는 식습관을 오래 이어오다 보면 간에 조금씩 지방이 쌓여갑니다. 여기에 건강을 위한 관리도 특별히 하지 않고 있었다면 지방간일 확률이 더욱 높아지겠지요. 지금부터라도 병 없이 건강한 몸을 만들고 싶다면 누구나 시작할 수 있습니다. 다만 오랫동안 이어온 식습관과 생활 습관을 단시간에 모두 바꾸기란 쉽지 않습니다. 이미 생활 속에 깊이 자리 잡은 습관을 당장 내일부터 완전히 새롭게 바꿔버리면 그 계획은 얼마 못 가서 실패하고 말 것입니다. 급격한 변화는 유지가 어렵습니다.

그렇다면 지방간을 개선하고 건강한 간을 만들기 위해서 무엇부터 시작해야 할까요? 그것은 바로 **바꿀 수 있는 부분이 무엇인지를 정리**하는 것입니다. 일상생활에서 이미 정착된 습관을 바꾸려면 어디를 어떻게 바꿀지, 무엇을 바꿀 수 있을지 자세히 살피고 고민해야 합니다. 평소 습관을 조금만 바꿔도, 큰 노력을 들이지 않아도 할 수 있는 일들을 구체적으로 정한 다음 계획을 꾸준히 이어가야 합니다.

다행히 지방간을 개선하고 간 건강을 되찾기 위해 조금만 신경 써서 바꾸기만 해도 큰 효과를 거둘 수 있는 생활 습관이 있습니다. 다음에 소개하는 7가지 지침을 제대로 지키고 습관을 개선해 나간다면 그것만으로도 충분히 지방간을 극복할 수 있습니다. 게다가 저는 이 7가지 지침을 일상에서 쉽게 실천할 수 있도록 한 문장으로 정리했습니다. 지금부터 살펴보겠습니다.

① 양치를 꼼꼼하게 한다.
② 천천히 꼭꼭 씹어 먹는다.
③ 녹차를 마신다.
④ 슬로우 스쿼트와 걷기 운동을 한다.
⑤ 카카오 함량이 높은 초콜릿을 먹는다.
⑥ 달콤한 음료는 피한다.
⑦ 탄수화물 섭취를 줄인다.

아마도 양치가 간 건강과 무슨 상관이 있는지, 왜 카카오 고함량 초콜릿을 먹어야 하는지 다양한 의문이 생길 것입니다. 그 이유에 대해서는 지금부터 차례대로 설명하겠습니다. 한 가지 말씀드릴 것은 제가 만든 7가지 지침은 오랫동안 진료하며 다양한 시행착오 끝에 찾아낸 **최고의 간 건강 관리법**입니다. 또한 이 7가지 지침을 실천하면 간 기능 회복뿐만이 아니라 건강한 다이어트도 할 수 있습니다. 간 기능 개선과 건강한 다이어트를 원하는 사람이라면 누구나 생활 지침으로 삼아 활용하기를 바랍니다.

다행히도 이 7가지 지침은 결과를 도출하기까지 많은 시간이 필요하지 않습니다. **ALT가 30을 넘어서 지방간이라는 진단을 받은 사람이라면 몇 주에서 한 달 정도, 숨은 지방간인 사람은 일주일 정도만 실천하면 간 기능을 정상 상태로 되돌릴 수 있습니다.** 게다가 체력과 노력, 인내심이 필요한 것도 아니어서 너무 힘들게 애쓰지 않아도 간 건강을 회복하고 다이어트 목표를 달성할 수 있습니다.

이것이 간 건강 회복과 건강한 다이어트로 가는 지름길입니다. 여러분도 지금부터 소개하는 내용을 기억하고 매일 실천하기를 바랍니다. 누구나 간 건강 회복과 건강한 다이어트라는 두 가지 목표를 동시에 달성할 수 있습니다.

# 잇몸병을 관리하는 습관은 지방간 치료를 위해서도 꼭 필요하다

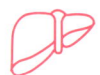

**생활 지침 __ ①**

양치를 꼼꼼하게 한다

    잇몸병은 입안의 문제라고 생각하기 쉽지만 실제로는 그렇지 않습니다. 잇몸병을 방치하면 **치주낭**(잇몸뼈와 잇몸 사이 공간)이 깊어지고 모세혈관을 통해 잇몸병을 일으키는 **균이 쉽게 침투합니다**. 그렇게 되면 잇몸병을 일으키는 균과 독소가 혈관을 타고 체내로 퍼져 모든 장기에 염증을 일으키는 등 건강에 악영향을 줍니다. 또 잇몸병균으로 인해 만성 염증이 생긴 부위에서는 염증 유발 신호 물질인 염증성 사이토카인이 발생합니다.

    이러한 세균, 독소, 염증성 사이토카인이 다른 장기에 염증과 장애를 일으켜 당뇨병, 동맥경화, 심장병, 뇌졸중, 인지증 등과 같은 많은 질병의 위험성이 높아집니다.

당연히 지방간을 비롯한 간 질환도 예외는 아닙니다. 염증성 사이토카인은 인슐린의 활동을 방해하는 역할이 있다는 사실도 밝혀졌습니다. 이 때문에 고혈당 상태가 계속되고 간에 남은 여분의 포도당이 중성지방으로 빠르게 변환됩니다. 그래서 **잇몸병을 방치하면 지방간도 급속도로 진행될 수 있습니다**.

또한 최근에는 음식과 잇몸병균이 함께 소화기관과 장으로 이동해 장내 환경을 망가뜨려 질병을 일으키는 원인이 된다는 연구 결과도 있습니다. 잇몸병균이 장내에 들어가면 장내 미생물인 장내 세균총Intestinal Flora의 균형이 무너져 장내에서 세균과 내독소 유출을 막는 장벽 기능이 약화합니다. 그러면 혈중 내독소 수치가 높아져 간 기능까지도 약화시킵니다.

또다른 최근 연구에서는 잇몸병균이 장내 세균총을 변화시켜 골격근의 대사 이상을 일으키고 이에 따라 **근육이 쉽게 지방으로 변한다**는 사실도 밝혀졌습니다. 이것은 간뿐만이 아니라 근육 사이사이에 지방이 쌓여 마블링이 많은 고기와 같은 상태가 될 수 있다는 뜻입니다. 만약 이것이 악화하면 근육이 약해져 근감소증Sarcopenia이 생기거나 노쇠Frailty 상태가 될 수도 있습니다. 노쇠 상태는 허약하고 아무 기운이 없다는 의미입니다. 이렇게 잇몸병균을 대수롭지 않게 생각해 그냥 방치하면 간은 물론 다양한 장기에 많은 문제가 발생할 수 있습니다.

이러한 잇몸병으로 인한 문제를 예방하려면 어떻게 해야 할까요? 첫 번째 해결책은 이를 잘 닦는 것입니다. 그렇다고 무작정 시도 때도 없이 양치를 하라는 말은 아닙니다. 가장 추천하는 방법은 <u>기상 직후</u>와 <u>취침 직전</u>에 꼼꼼하게 양치하는 습관을 들이는 것입니다. 잇몸병균은 취침 중에 많이 늘어나기 때문에 아침에 이를 닦지 않고 식사를 하면 음식과 함께 잇몸병균이 체내로 들어갑니다. 그래서 입속 세균을 음식과 함께 삼키지 않기 위해서라도 기상 직후와 취침 직전에 제대로 꼼꼼하게 이를 닦는 것이 중요합니다. 물론 식사 후의 양치도 중요하지만, 기상 직후에 이를 잘 닦았다면 아침 식사 후에는 가볍게 양치해도 괜찮습니다.

그리고 양치할 때 치아와 치아 사이, 이와 잇몸의 경계 부분에 쌓인 치석은 칫솔만으로는 다 제거할 수 없으니 치간 칫솔과 치실 등을 꼭 써야 합니다.

**혀도 하루에 한 번은 꼭 닦아야 합니다.** 혀는 입안에서 세균이 번식하기 가장 쉬운 장소입니다. 혀 위에 세균이 번식해서 하얗게 되는 설태는 그냥 두면 입냄새의 원인이 됩니다. 혀를 닦을 때는 혀 전용 클리너를 사용하면 좋습니다. 거울을 보면서 혀를 앞으로 쭉 내밀고 설태가 있는 곳을 확인하면서 반드시 안쪽에서 앞쪽으로 닦아야 합니다. 이러한 습관을 기르는 것만으로도 입속 세균의 온상을 깨끗하게 씻어낼 수 있습니다.

그리고 아무리 양치를 열심히 해도 입안 구석구석까지 완전히 청소하는 것은 쉽지 않습니다. 정기적으로 치과에 방문해 치석 제거, 불소 도포, 스케일링 등을 해야 합니다. 셀프 케어뿐만 아니라 전문가의 관리도 병행해야 완벽한 잇몸병 예방이 가능합니다.

잇몸병을 예방하는 습관은 지방간을 막고 체중 감량으로도 이어집니다. 간 건강 회복과 건강한 다이어트는 이 7가지 지침만 실천해도 가능하다는 사실을 꼭 기억하고 잇몸병 예방에 힘을 쏟기를 바랍니다.

## 기상 직후와 취침 직전에 꼭 양치하기

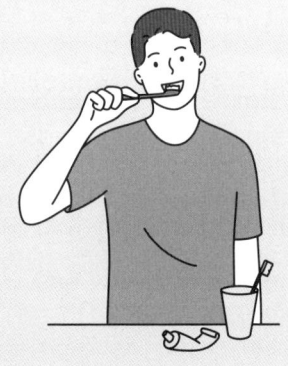

### 칫솔을 쥐는 법

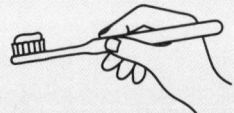

연필이나 펜과 똑같은 방법으로 가볍게 쥐고 양치질한다.

**기상 직후**
취침 중에 생긴 잇몸병균을 일어나자마자 빠르게 없애는 것이 중요하다.

**취침 직전**
자기 직전에 양치질해서 잇몸병균의 증식을 막는다.

### 치간 칫솔과 치실도 사용

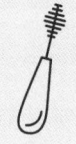 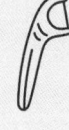

치간 칫솔    치실

## 혀 닦는 방법

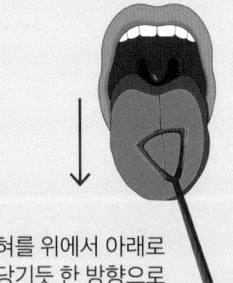

혀를 위에서 아래로 당기듯 한 방향으로 닦는다.

### 혀 닦을 때 주의할 점

- 혀 전용 클리너를 사용한다.
- 하루 한 번이면 OK
- 안쪽에서 앞쪽으로 쓰다듬듯 닦는다.

# 식사를 빠르게 하면 혈당이 급격히 올라가고 지방간을 가속하는 큰 원인이 된다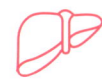

생활 지침 __ ❷

### 천천히 꼭꼭 씹어 먹는다

두 번째 규칙은 꼭꼭 씹어서 천천히 먹는 것입니다. 특별한 방법이 아니라고 실망할 수도 있지만 사실은 이것이 간 건강을 회복하기 위해서도 다이어트를 위해서도 매우 중요한 규칙입니다.

반대로 말하면 **밥을 빨리 먹으면 지방간이나 비만이 될 위험성이 높아진다**는 의미입니다. 잘 씹지 않고 급하게 먹으면 혈당이 빠르게 올라갑니다. 그리고 혈당이 급상승하면 인슐린이 대량으로 분비되어 여분의 포도당을 중성지방으로 바꿉니다. 그리하여 간에는 지방이 쌓이고 비만이 되는 것입니다.

음식을 먹고 뇌의 중추신경이 포만감을 느끼려면 적어도 식사를 시작한 지 20분은 지나야 합니다. 10분이나 15분 만에 식사를 마치면 포만감을 느끼기도 전에 식사가 끝나기 때문에 과식하게 됩니다. 비만한 사람 중에는 식사를 급하게 하고 폭식하는 사람이 많습니다. 평소에 이런 식으로 식사하면 적정량보다 많이 먹게 되고 지방이 계속 쌓여 비만이 되는 것은 당연한 결과입니다.

　그래서 지방간과 비만을 예방하려면 천천히 꼭꼭 씹어 먹는 습관이 중요합니다. 쉽게 습관을 들이기 위해 '한입에 30번 씹기'를 추천합니다. **우리가 한 끼 식사를 할 때 1,500번 정도 씹고 천천히 삼키는 것이 이상적입니다.** 유럽에서는 식사 시간에 서로 대화를 나누며 천천히 즐기는 문화가 있습니다. 점심은 한 시간, 저녁은 두 시간 동안 천천히 먹는 경우도 많습니다. 물론 이렇게까지 오래 먹을 필요는 없지만 식사는 음미하며 여유롭게 즐기는 것이 좋습니다.

　꼭꼭 씹어 먹으면 타액이 충분히 분비되어 잇몸병 예방에도 도움이 됩니다. 타액은 탄수화물을 분해해 소화를 돕고 음식을 잘 삼킬 수 있도록 해줍니다. 그 외에도 입속을 살균하는 효과도 있습니다. 잇몸병이 지방간과 비만의 원인이 되기도 한다는 사실을 생활지침①에서 이미 설명했는데 매일 잘 씹어서 타액이 충분히 분비되도록 하면 그러한 위험성도 낮출 수 있습니다.

천천히 꼭꼭 씹는 습관만으로도 생활습관병의 위험성을 많이 낮출 수 있습니다. 결코 대단한 일은 아니지만 밥을 빠르게 먹는지, 천천히 꼭꼭 씹어서 먹는지의 차이가 우리 몸에 큰 영향을 준다는 사실을 기억해야 합니다.

# 녹차를 활용해
# 지방간을
# 예방하자

**생활 지침 __ ③**

### 녹차를 마신다

---

저는 병원에 오는 환자들에게 지방간과 비만이 걱정된다면 음료는 차를 선택하라고 항상 말합니다. 잘 알려진 것처럼 녹차에는 건강에 좋은 효능이 많습니다.

녹차에는 떫은맛을 내는 카테킨<sup>Catechin</sup>이라는 폴리페놀이 많이 포함되어 있습니다. 이 카테킨에는 다양한 효능이 있습니다.

우선 차의 카테킨에는 **지방 연소를 촉진하는** 효과가 있습니다. 최근 연구에 따르면 차의 고농도 카테킨을 지속해서 섭취하면 간과 근육의 지방 대사가 활발해져서 지방 연소에 도움이 된다는 사실이 밝혀졌습니다. 그래서 매일 진한 녹차를 마시는 습관을 들이면 지방이 연소해 지방간과 비만 해소에 긍정적인 영향을 줍니다.

또 차의 카테킨은 당 흡수를 늦춰 식후 혈당이 급격히 오르는 것을 막아줍니다. 혈당이 빠르게 오르지 않으면 인슐린이 과다 분비되는 일도 없어서 인슐린으로 인해 여분의 당이 중성지방으로 바뀌는 것도 막을 수 있습니다. 간과 내장 주변에 지방이 축적되지 않으니, 지방간과 비만 예방 효과도 있습니다.

게다가 차의 카테킨에는 항균 효과와 항염증 작용도 있습니다. 잇몸병과 충치 예방 효과도 있어서 생활 지침①에서 말했던 잇몸병의 문제나 위험 요인을 줄일 수 있습니다. 차로 입을 헹구면 독감 등의 감염병 예방에도 도움이 됩니다.

녹차에는 카테킨 이외에도 비타민C와 베타카로틴 Beta-carotene 등 항산화 효과가 높은 성분이 풍부합니다. 이 성분들의 강력한 항산화 작용은 동맥경화와 치매 예방 효과도 기대할 수 있습니다. 녹차에 많이 함유된 아미노산의 일종인 테아닌 Theanine 에는 신경을 이완시키고 혈압을 안정시키는 작용이 있습니다.

그렇다면 이러한 녹차의 건강 효과를 온전히 누리기 위해서는 어떻게 섭취해야 할까요?

저는 500mL 페트병에 들어 있는 녹차를 하루에 한 병 이상 마시는 것을 추천합니다.

　블랜딩한 차가 아니라 가능하면 카테킨 성분이 풍부한 진한 녹차가 좋습니다. 그리고 그것을 하루에 세 번, 식사 전에 100mL씩 마시고 남은 녹차는 하루 동안 조금씩 마시도록 합시다. 식사 전에 녹차를 마시면 식후 혈당 상승을 억제할 수 있습니다.

　차를 우려서 마실 때는 주전자에 찻잎을 넣고 뜨거운 물을 부은 후 1~2분 후에 마시면 됩니다. 차를 마신 후에는 주전자에 남은 찻잎도 먹는 것이 좋습니다. 찻잎에는 카테킨을 비롯한 다양한 영양 성분이 남아 있어서 이것을 먹으면 앞서 소개한 다양한 건강 효과를 누릴 수 있습니다.

　찻잎의 적정 섭취량은 하루 3g입니다. 그대로 먹어도 되지만 식초나 간장 등으로 양념해서 채소를 먹는다고 생각하고 먹기를 권장합니다.

## 녹차의 효과

### 시판 녹차를 마실 경우

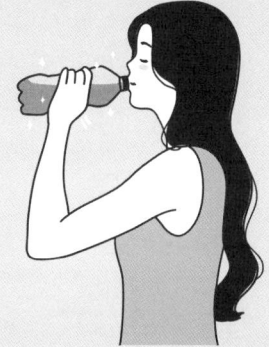

- 가능한 한 진한 녹차를 선택한다.
- 하루에 500mL 한 병을 마신다.
- 하루 세 번 식전에 100mL씩 마신다.
- 남은 200mL를 하루 동안 조금씩 마신다.

### 차를 우려서 마실 경우

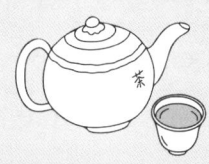

- 뜨거운 물을 붓고 1~2분 기다린 후 마신다.
- 남은 찻잎도 먹는 것을 추천한다.
- 찻잎을 먹을 때는 하루에 3g만

↓

- 차의 카테킨이 지방 연소를 돕는다.
- 차의 카테킨이 당 흡수를 늦춰 혈당치가 급상승하는 것을 막는다.
- 항균 작용과 항염증 작용으로 잇몸병과 충치를 예방한다.

| 지방간과 비만을 예방할 수 있다.

# 지방간 악화를 막으려면 근육량 유지가 중요하다

**생활 지침 __ 4**

슬로우 스쿼트와 걷기 운동을 습관화한다

네 번째는 운동입니다. 운동이라고 하면 '괴롭다, 어렵다, 오래 하기 힘들다'라는 생각 때문에 뒷걸음질 치는 사람도 있을 것입니다. 하지만 전혀 걱정할 필요가 없습니다. **지방간을 개선하기 위해서 반드시 격한 운동을 할 필요는 없습니다.** 매우 간단한 근력 운동과 함께 가벼운 유산소 운동을 하는 것만으로도 충분합니다. 이렇게 하면 운동을 그다지 좋아하지 않는 사람도 지속할 수 있어서 충분한 효과를 얻을 수 있습니다.

근력 운동은 근육량을 유지하거나 늘리는 효과가 있고 걷기 등의 유산소 운동은 산소를 흡수해 지방을 연소하는 효과가 있습니다. 그리고 근력 운동으로 근육량이 증가해 기초대사량이 높아지면, 유산소 운동을 했을 때 에너지 소비량도 늘어나 보다 효율적으로 지방을 연소할 수 있습니다. 체지방을 줄이려면 이 두 가지 운동을 조합하는 것을 추천합니다.

그렇다면 구체적으로 어떤 운동을 하면 좋을까요? 우선 간단한 근력 운동으로는 슬로우 스쿼트가 있습니다. 근육량을 유지하거나 늘리고 싶을 때는 몸의 큰 근육을 자극해야 하는데 그러한 큰 근육은 하체에 집중되어 있습니다. 슬로우 스쿼트는 큰 근육인 허벅지의 대퇴사두근, 엉덩이 대둔근, 다리 뒤쪽의 햄스트링 등을 전체적으로 단련할 수 있습니다.

슬로우 스쿼트를 하는 방법은 다음과 같습니다.

① **팔을 가슴 앞에서 교차시키고 발은 어깨너비보다 조금 넓게 벌리고 선다.**
② **5초 동안 천천히 무릎을 굽히면서 허리를 낮춘다.**
③ **움직임을 멈추지 말고 바로 5초 동안 천천히 무릎을 펴고 상체를 들어 올린다.**
④ **쉬지 않고 ②~③번 자세를 다섯 번 반복한다.**

이렇게 하면 한 세트가 끝납니다. 한 세트 하는 동안은 움직임을 멈추지 않고 천천히 힘을 계속 주는 것이 중요합니다. 여유가 있는 사람은 10초 동안 쉰 후에 두 번째 세트를 하고 또 10초 휴식 후 세 번째 세트를 하면 됩니다. 세 세트를 아침과 저녁, 하루에 두 번 하는 것이 가장 이상적입니다. 고령자나 다리와 허리가 약한 사람은 몸 앞에 의자를 두고 의자 등받이를 잡고 하면 됩니다.

**근육량이 줄어들면 간에도 악영향을 줍니다.** 간과 근육은 둘 다 글리코겐을 일시적으로 보관하는 저장고이며 여분의 지방이 쌓이기 쉬운 장소라는 공통점도 있습니다. 둘 다 체내에서 남은 에너지를 저장하는 장소로 이용되고 있지요.

그런데 근육량이 적어지면 이러한 여분의 에너지 저장고가 줄어들고 줄어든 만큼 그 부담이 간으로 갑니다. 한마디로 말해서 근육량이 적어지면 지방간이 더 악화할 수밖에 없습니다. 그래서 지방간의 악화를 막으려면 평소에 근력 운동을 해서 근육량을 유지하거나 늘리는 것이 중요합니다. 특히 나이가 들면 근육량이 눈에 띄게 줄어들기 때문에 슬로우 스쿼트 등의 근력 운동을 습관화해서 근육량 유지와 증가를 위해 노력해야 합니다.

다음으로 유산소 운동입니다. 가장 부담 없이 할 수 있고 효과

## 슬로우 스쿼트 하는 법

### 1
팔을 가슴 앞에서 교차시키고 발은 어깨너비보다 조금 넓게 벌리고 선다.

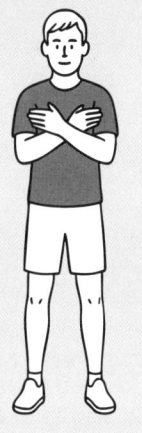

### 2
5초 동안 천천히 무릎을 굽히면서 허리를 낮춘다.

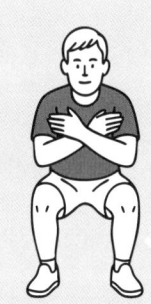

### 3
다시 5초 동안 천천히 무릎을 펴고 상체를 들어 올린다.

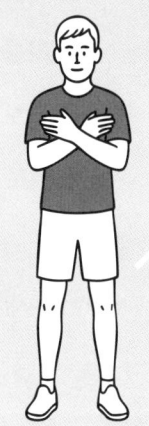

### 4
쉬지 않고 ②번~③번 자세를 다섯 번 반복한다.

**TIP**
고령자와 다리, 허리가 약한 사람은 의자를 잡고 한다.

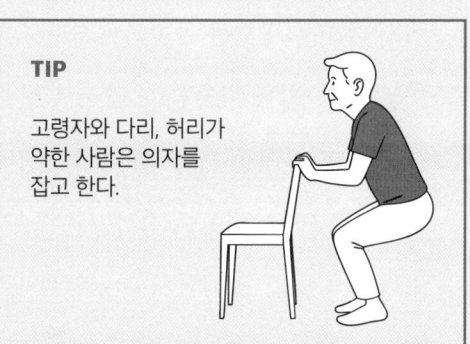

슬로우 스쿼트 2~3세트를 하루 두 번, 아침저녁으로 하는 것이 좋다.

도 좋은 걷기 운동을 추천합니다. 걷기 운동은 원하는 시간에 원하는 장소를 걷기만 하면 되기 때문에 특별한 도구도 필요 없고 자신의 페이스에 맞춰서 할 수 있습니다. 다만 유산소 운동으로 효과를 보려면 다음과 같은 점을 신경 써야 합니다.

- **허리를 곧게 펴고** 바른 자세로 걷는다.
- 평소보다 보폭을 크게 해서 **빠르게 걷는다.**
- **하루에 20분 이상** 걷는 것을 목표로 한다.

특히 신경 써야 하는 것이 자세입니다. 평소에 가사 일과 사무 업무를 하다 보면 나도 모르는 사이에 구부정한 자세가 되기 쉽습니다. 하지만 등을 구부린 채로 걸으면 팔을 제대로 흔들 수 없어서 다리를 매끄럽게 움직이지 못합니다. 그래서 의식적으로 허리를 바르게 세우고 팔을 앞으로 힘차게 흔들면서 걸어야 합니다. 정수리 부분을 하늘에서 끌어당긴다는 느낌으로 걸으면 허리가 곧게 펴진 자세를 유지하며 걸을 수 있습니다. 또 보폭을 평소보다 넓게 하고 발뒤꿈치부터 착지해 발끝 전체로 지면을 차듯이 걷도록 합시다. 그렇게 하면 자연스럽게 속도가 올라가서 리듬감 있게 걷기 운동을 할 수 있습니다.

무리해서 발을 빠르게 움직일 필요는 없지만 조금 땀이 날 정

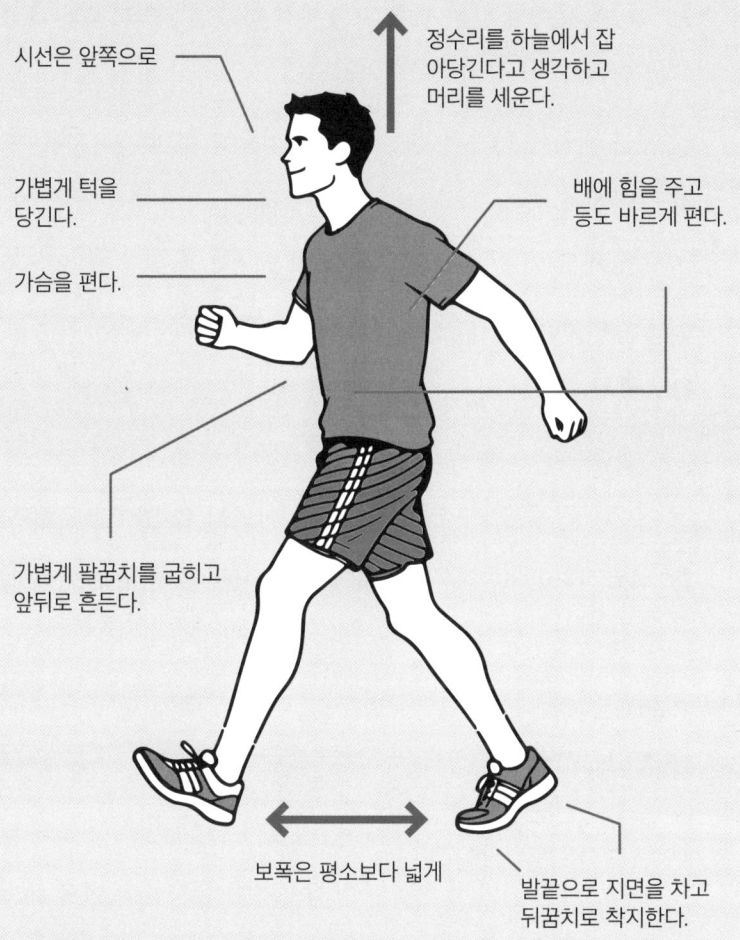

**목표**

- 하루에 20분 이상 걷기
- 일상 속 걷기를 포함해서 하루에 8,000보 걷기

도의 속도로 걷습니다. 걷는 시간은 하루에 20분 이상을 목표로 합니다. 20분이 힘들다면 10분부터 시작해도 좋습니다. 걸음 수는 일상생활에서 걷는 것을 포함해서 <mark>하루에 8,000보</mark>를 목표로 하면 됩니다. 장 보러 갈 때 시장이나 마트까지 걸어가거나 퇴근할 때는 내려야 하는 정류장보다 한 정류장 전에 내려서 걷는 등 조금만 신경 쓰면 8,000보는 금방 채워집니다. 걸음 수를 잴 때는 만보계를 써도 좋고 요즘에는 자동으로 걸음 수를 세어주는 무료 스마트폰 앱이 있으니 활용해도 됩니다. 이러한 기기를 잘 활용해서 자신의 평소 걸음 수를 재보는 것을 추천합니다.

바빠서 운동할 시간을 내기 힘든 사람도 많겠지만 그런 사람은 <mark>틈새 시간을 잘 활용해서 몸을 움직여야 합니다.</mark> 근력 운동이든 걷기 운동이든 잠깐 시간이 났을 때, 틈틈이 하려고 노력한다면 티끌 모아 태산이라는 속담처럼 작은 노력이 쌓여 큰 효과를 볼 수 있습니다.

예를 들어 엘리베이터를 기다리면서 다섯 번 정도 스쿼트를 하거나 지하철 안에서 손잡이를 잡고 발뒤꿈치를 올렸다 내렸다 하며 허벅지 운동을 해도 좋습니다. 업무 중에 화장실을 갈 때는 계단을 이용해 다른 층 화장실을 가거나 점심 식사 후 산책할 때는 빠른 걸음으로 걷는 등 틈새 시간을 이용한 트레이닝을 꾸준히 한다면 자연스럽게 일상에서 활동량이나 에너지 소비량은 늘어납니다. 그리고 그렇게 꾸준히 한 운동이 지방간을 개선하고 다이어트에도 좋은 영향을 줍니다.

# 혈당 상승을 억제해 지방간 개선에 큰 효과가 있다!

**생활 지침 __ 5**

### 카카오 함량이 높은 초콜릿을 먹는다

사실 제 병원에 오는 지방간 환자의 90%는 카카오 함량이 높은 초콜릿을 먹는 것을 습관화하고 있습니다. 그리고 이를 통해 거의 모든 사람이 지방간 치료에 성공했습니다. '대체 어떻게? 초콜릿을 먹으면 오히려 지방이 늘어나는 것 아니야?'라며 의아해하는 사람도 있습니다.

물론 아무 초콜릿이나 다 먹어도 된다는 말은 아닙니다. 달콤한 초콜릿을 너무 많이 먹으면 지방간과 비만이 될 수도 있습니다. 지방간과 비만 치료에 도움이 되는 것은 카카오 함량이 70% 이상인 초콜릿입니다. 중요한 것은 원재료인 카카오의 양입니다. 가능한 한 카카오 함량이 높은 초콜릿을 섭취하고 카카오에 포함된 유효 성분인 카카오 폴리페놀이 충분히 효과를 발휘하도록 하는 것이 중요합니다.

폴리페놀은 식물의 색소나 떫은맛이 나는 성분을 말하는 것으로 강한 항산화 효과가 있는 것이 특징입니다. 그중에서도 카카오 폴리페놀의 항산화 효과가 특히 강력합니다. 이 작용으로 인해 체내 활성산소가 제거됩니다.

활성산소는 세포를 산화시켜서 질병과 노화를 일으키는 물질입니다. 간에 쌓인 지방이 활성산소와 만나면 해로운 과산화지질로 변질되고 간 기능을 악화시킵니다. 카카오 폴리페놀을 섭취해 활성산소를 줄이면 지방간 예방과 개선에도 도움이 됩니다. 또 카카오 폴리페놀에는 인슐린 저항성을 개선하는 효과도 있어 혈당의 급격한 상승을 막는 데도 큰 역할을 합니다.

또한 카카오에는 식이섬유가 풍부합니다. 식이섬유에는 당의 흡수를 늦춰 식후 혈당 상승을 막는 효과가 있습니다. 식후 혈당 상승을 막는다면 인슐린 분비도 안정화하여 포도당이 중성지방으로 변환되는 것도 억제할 수 있고 간에 여분의 지방이 축적되는 문제도 해결할 수 있습니다.

식이섬유는 변비에도 도움이 됩니다. 변비가 계속되면 장내 환경이 나빠져 발생한 독소가 혈중에 흐르고 그 독소를 해독해야 하는 간은 큰 부담을 느낍니다. 카카오 함량이 높은 초콜릿을 섭취해 변비를 해결한다면 간의 부담도 줄어듭니다. 그러한 점에서도 카카오 고함량 초콜릿의 섭취는 간에 긍정적인 효과를 가져다줍니다.

그 외에도 카카오 고함량 초콜릿에는 항 스트레스 작용, 잇몸병 예방, 공복감 억제, 콜레스테롤 수치 안정화, 동맥경화 예방, 세로토닌을 늘려 마음을 안정화하는 기능도 있어 수많은 긍정적인 효과를 기대할 수 있습니다. 단순히 지방간의 예방과 개선에 도움이 될 뿐만 아니라 ==카카오 고함량 초콜릿에는 인간의 건강을 지켜주는 힘이 숨어 있습니다.== 지방간과 비만인 사람은 물론이고 건강한 사람도 초콜릿에 있는 건강을 지키는 힘을 활용하지 않을 이유가 없습니다.

그렇다면 어떻게 섭취해야 카카오 고함량 초콜릿의 다양한 효과를 누릴 수 있을까요? 시중에는 70%, 80%, 90%와 같이 다양한 카카오 함량의 초콜릿 제품이 있습니다. 그중 제가 환자에게 추천하는 제품은 카카오 함량 70% 정도의 초콜릿입니다. 80%, 90%도 좋지만 너무 쓰다는 사람들도 있습니다. 효과는 큰 차이가 없으니 오랫동안 습관을 유지하려면 자신의 입맛에 맞는 함량의 초콜릿을 고르는 것이 좋습니다.

또 시중에 판매하는 카카오 고함량 초콜릿은 5g씩 나눠서 개별 포장되어 있는 제품이 있습니다. 저는 5g짜리 카카오 고함량 초콜릿을 아침, 점심, 저녁 식사 전에 먹고 가능하면 낮에 식사 사이에도 먹는 것을 추천합니다.

아침 식사 전 한 조각(5g), 아침과 점심 사이에 한 조각(5g), 점심 식사 전 한 조각(5g), 점심과 저녁 사이에 한 조각(5g), 저녁 식사 전 한 조각(5g)씩 총 25g을 하루에 다섯 번으로 나누어 먹는 것입니다. 업무가 바쁠 때는 식사 사이 두 번은 생략해도 괜찮지만, 아침·점심·저녁 식사 전 세 번은 습관화해서 지속하도록 합시다.

초콜릿을 나눠서 먹지 않고 한꺼번에 섭취하면 안 되냐고 묻는 사람도 있지만 고함량 카카오 초콜릿의 효과는 장시간 지속되지 않습니다. 유효 성분은 2~3시간 정도 지속됩니다. 그래서 효율적으로 효과를 높이려면 한꺼번에 다 먹는 것이 아니라 3~5번에 나눠서 먹어야 합니다.

또 카카오 고함량 초콜릿의 효과는 식사보다 먼저 먹었을 때 더 크게 작용한다는 사실도 기억해야 합니다. 혈당은 식사를 시작하면서 올라가기 때문에 식후 혈당을 올리지 않으려면 식사를 시작하기 전에 초콜릿을 먹어야 합니다.

## 카카오 고함량 초콜릿의 효과와 먹는 법

아침 식사 전에 5g

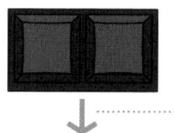

→ 아침과 점심 사이에 5g

점심 식사 전에 5g

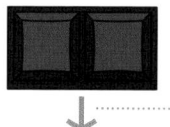

→ 점심과 저녁 사이에 5g

저녁 식사 전에 5g

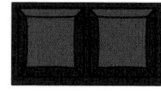

**효과를 높이기 위한 주의 사항**

- 카카오 함량 70% 이상의 초콜릿을 고른다.
- 하루에 3~5번으로 나눠서 먹는다. 한꺼번에 많은 양을 먹어도 효과는 크지 않다.
- 하루 섭취량은 5g씩 3~5번 (15g~25g)이 적당하다.

| 카카오 폴리페놀의 항산화 작용이 활성산소를 제거한다. | 카카오 폴리페놀이 인슐린 저항성을 개선한다. |
| --- | --- |
| 식이섬유가 당 흡수를 늦춰서 혈당의 급상승을 막는다. | 식이섬유가 변비를 개선해 간의 부담을 낮춘다. |

| 지방간과 비만을 예방한다.

앞서 말했듯이 제 병원에 오는 환자 중에는 이것을 지키기만 했는데 '지방간이 치료되었다.' '간 기능 수치가 개선되었다.' '혈당이 떨어졌다.' '건강하게 다이어트를 했다.'라는 환자들이 있습니다. 치료하기까지 걸린 시간은 환자마다 다르지만 3주 만에 결과가 나온 사람도 있고 3개월에 걸쳐 심각했던 증상을 개선한 사람도 있습니다.

최근 TV와 잡지, 도서, 인터넷, SNS 등에서 카카오 함량이 높은 초콜릿을 먹고 살을 뺐다거나 건강을 회복했다는 내용을 많이 다루면서 제 병원에도 초콜릿을 먹으며 살을 빼고 싶다거나 지방간을 치료하고 싶어 하는 사람이 많아졌습니다. 여러분들도 매일 카카오 고함량 초콜릿을 즐기면서 건강도 회복하기를 바랍니다.

# 채소주스, 유산균 음료, 이온 음료도 위험하다!

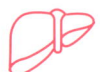

**생활 지침 __ 6**

달콤한 음료는 피한다

나도 모르는 사이에 지방간이 생겼거나 아무리 노력해도 살이 빠지지 않는 이유는 어쩌면 평소에 마시고 있는 음료가 원인일 수 있습니다. 언뜻 보기에 몸에 좋아 보이는 음료나 항상 냉장고에 들어가 있는 익숙한 음료에도 많은 양의 탄수화물이 포함되어 있습니다. 그렇게 달콤한 음료를 매일 마시면 자신도 모르는 사이에 탄수화물을 과잉 섭취하게 됩니다.

콜라와 사이다 등의 달콤한 탄산음료, 네모난 종이 팩에 들어 있는 채소주스, TV 광고에서 자주 나오는 이온 음료, 작은 플라스

틱 용기에 들어가 있는 유산균 음료, 과즙 100%의 과일주스, 자양강장제·피로해소제와 같은 에너지 드링크, 달콤한 커피 음료와 홍차, 요거트 드링크, 주스처럼 달콤한 술 등등.

앞서 말한 것처럼 이러한 음료 대부분에는 과당-포도당-액당이 들어가 있습니다. 과당-포도당-액당은 옥수수 등에서 단 성분을 추출하여 액체로 만든 시럽으로 과당의 비율이 매우 높습니다. 과당의 과잉 섭취는 지방간을 악화시켜 간에 타격을 주는 큰 원인입니다. 달콤한 음료를 벌컥벌컥 마시면 평소 과일을 깎아서 먹는 것과는 비교할 수 없을 정도로 많은 양의 과당을 한꺼번에 섭취하게 됩니다.

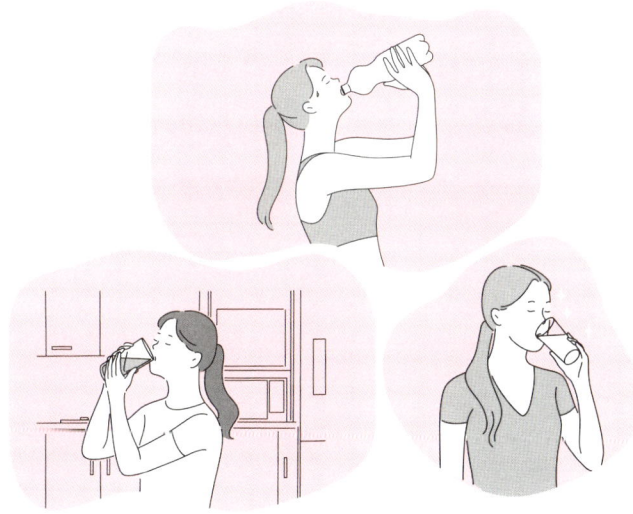

과당-포도당-액당이 들어간 달콤한 음료를 많이 마시면 지방이 점점 쌓여 지방간과 비만이 계속 악화할 수밖에 없습니다. 당뇨병을 비롯한 생활습관병도 점점 더 심각해집니다. 그렇기 때문에 우리는 우선 그 위험성을 인지해야 합니다. 그런 다음 **평소 생활 속에서 달콤한 음료는 마시지 않도록 신경 써야 합니다.**

생활 지침③에서 말했던 것처럼 지방간과 비만한 사람이 일상적으로 마시는 음료로는 녹차가 가장 좋습니다. 그렇다고 해서 녹차 이외의 음료를 마시지 말라는 것은 아니지만 음료는 가능하면 탄수화물이 들어가지 않은 음료를 선택한다는 원칙을 지켰으면 합니다.

지방간과 비만을 치료할 때 달콤한 음료만 끊어도 큰 효과가 있습니다. 몇 주 혹은 한 달만 끊어도 지방간이 개선되고, 건강하게 다이어트에 성공한 사람도 많습니다. 여러분도 평소에 마시는 음료를 다시 한번 살펴보고 원하는 결과를 얻길 바랍니다.

# 탄수화물은
# 밥을 10~20% 정도만
# 줄이면 된다

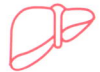

**생활 지침 __ 7**

## 탄수화물 섭취를 줄인다

마지막으로 올바른 탄수화물 섭취 방법을 설명하겠습니다. 탄수화물을 줄여야 한다고 하면 탄수화물 제한식이나 탄수화물 제로 다이어트를 떠올리는 사람도 있겠지만 너무 힘들게 탄수화물을 제한할 필요는 없습니다. 오히려 탄수화물을 전혀 섭취하지 않으면 역효과가 납니다.

왜냐하면 탄수화물을 전혀 섭취하지 않으면 몸에 필요한 에너지가 부족해져서 반대로 지방을 저장하려고 하기 때문입니다. '탄수화물은 줄이면 줄일수록 좋은 것은 아니다.' '탄수화물을 극단적으로 줄여서는 안 된다.' '밥이나 빵 등의 주식은 하루에 세 번 적당량을 꼭 섭취한다.'라는 것을 꼭 기억하기를 바랍니다.

그렇다면 지방간과 비만을 개선하려면 어떻게 탄수화물을 섭취해야 할까요? 주식인 밥은 10~20% 정도 줄이는 것이 가장 좋습니다. 밥 한 공기를 먹는다면 한 입이나 두 입 정도를 평소보다 줄이려고 노력하기만 하면 됩니다. 너무 많이 줄이려고 하지 말고 평소에 먹는 양에서 조금만 줄이려고 신경 쓰면 됩니다.

또 더 큰 효과를 보고 싶은 사람은 양을 줄이는 것이 아니라 주식의 종류를 바꾸는 것도 방법입니다. 같은 탄수화물이라고 하더라도 하얗게 깎아낸 쌀보다는 도정이 덜 된 쌀이 식이섬유가 더 풍부하고 혈당도 잘 오르지 않습니다.

같은 쌀이라고 하더라도 많이 깎아낸 백미보다 현미, 잡곡밥, 오곡밥 등이 좋습니다. 빵은 정제 밀가루를 사용한 빵보다도 호밀빵이나 통밀빵을 추천합니다. 이렇게 정제되지 않은 탄수화물을 먹으면 혈당이 완만하게 올라갈 뿐만 아니라 시간을 들여서 천천히 씹게 됩니다. 생활 지침② '천천히 꼭꼭 씹어 먹는다'도 함께 실천할 수 있으므로 습관화하면 좋습니다.

밥을 10~20% 줄였다면 그 대신 단백질을 더 적극적으로 먹어야 합니다. 특히 고기, 생선, 달걀, 유제품 등의 동물성 단백질을

## 주식인 탄수화물의 양을 조금 줄인다

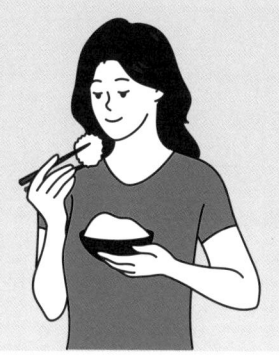

주식인 밥과 빵을 10~20% 정도만 줄이면 된다.

**주의할 점**

- 탄수화물을 아예 먹지 않거나 극단적으로 줄여서는 안 된다.
- 하루에 세 번 탄수화물을 챙겨 먹는다.
- 탄수화물을 조금 줄인 만큼 고기, 생선, 달걀, 유제품 등의 단백질을 늘린다.
- 흰 밥과 흰 빵을 현미밥이나 통밀빵으로 바꾼다.

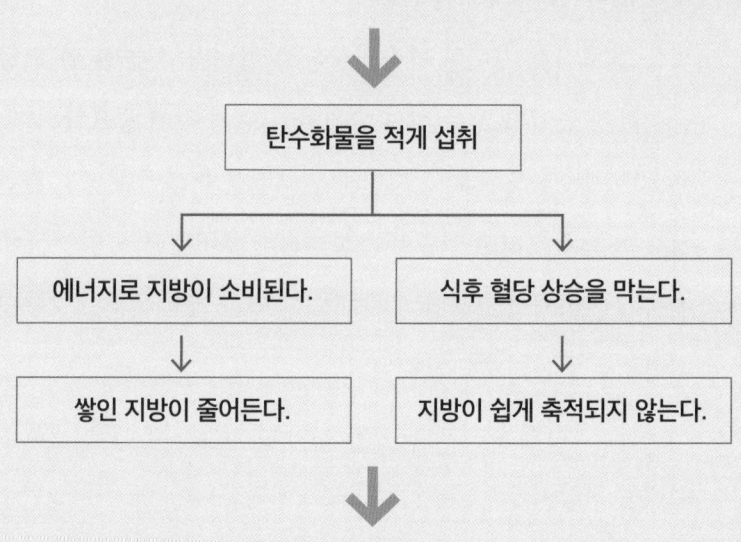

↓

탄수화물을 적게 섭취

↓ ↓

에너지로 지방이 소비된다.  |  식후 혈당 상승을 막는다.

↓ ↓

쌓인 지방이 줄어든다.  |  지방이 쉽게 축적되지 않는다.

↓

| 지방간과 비만을 예방할 수 있다.

많이 섭취하는 것이 좋습니다. 단백질이 부족하면 근육량이 줄고 영양을 유지하는 데 필수 물질인 알부민$^{Albumin}$이 줄어들어 전체적으로 활력이 떨어집니다.

특히 고령자는 단백질 부족으로 인해 근육량 감소와 영양실조가 발생할 수 있으므로 주의해야 합니다. 고령자의 경우, 끼니만 챙기면 된다는 생각으로 탄수화물 중심으로 식사하는 사람이 많은데 그러면 안 됩니다. 하루에 세 번, 반드시 고기, 생선, 달걀 중 하나는 먹어야 합니다.

또한 고기, 생선, 달걀 중에는 칼로리가 높은 것도 있는데 칼로리는 전혀 신경 쓰지 않아도 됩니다. 앞서 말했듯이 주의해야 할 것은 칼로리가 아니라 탄수화물의 양입니다. 가능한 한 혈당을 급격하게 높이지 않는 식사 습관을 기르는 것이 중요합니다. 밥은 10~20% 정도 줄이고 그만큼 단백질을 늘리면 혈당도 완만한 상승 곡선을 그리고 인슐린도 적절하게 분비됩니다. 인슐린이 적절하게 분비되면 고혈당 상태가 되는 일도 없고 여분의 포도당이 지방으로 변환되지도 않습니다.

저는 그러한 식사가 일상이 된다면 지방간과 비만, 당뇨병에 걸리는 사람이 많이 줄어들 것으로 생각합니다. 여러분도 탄수화물을 줄이고 단백질을 늘리는 식사의 기본 원칙을 기억하고 일상적으로 실천하기를 바랍니다.

여러분들도 지금까지 소개한 7가지 지침을 일상에서 꾸준히 실천해 습관으로 만들어보세요. 이것을 지속한다면 매일 조금씩 지방간을 치료하고 건강한 다이어트를 할 수 있습니다. 결코 어려운 일은 아닙니다. 천천히 습관화한다면 오래 이어갈 수 있는 일들입니다.

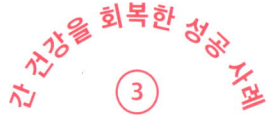

| 한 달 만에 | |
|---|---|
| ALT(GPT) | 75→41 |

## 식초를 넣은 낫토로 단기간에 지방간을 개선했다

**: 60대 남성 C씨**

C씨는 20년 전부터 지방간과 비만을 진단받았습니다. 하지만 지금까지 일이 바빴고 여러 가지 개선 방법을 실천해봤지만 오래가지 못했습니다. 정년퇴직을 계기로 마음을 다잡고 병원에 찾아왔습니다.
저는 C씨에게 식초를 가미한 낫토를 추천했습니다. 낫토에 식초를 15g 정도 넣어서 먹는 건강 식사법은 지방간과 간 기능 개선에 도움이 됩니다. C씨는 이 정도는 할 수 있겠다며 바로 실천했습니다. 그러자 한 달이라는 단기간에 ALT 수치가 75에서 41로 좋아졌습니다. 당화혈색소도 6.9%에서 6.4%로 개선되었습니다. C씨에 따르면 생각보다 맛이 좋아서 힘들지 않게 지속할 수 있었다고 합니다.

※당화혈색소(HbA1c)란 혈중 헤모글로빈 중 당과 결합한 비율을 측정한 수치. 5.6% 미만이 정상 범위. 6.0% 이상이면 당뇨병 전단계.

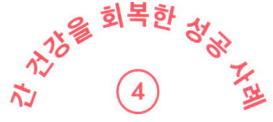

**3개월 만에**

| ALT(GPT) | 50 전후→30 |

## 천천히 꼭꼭 씹어 먹었더니 지방간과 당뇨병이 개선되었다

**: 50대 남성 D씨**

10년 이상 전부터 ALT가 50 전후로 지방간이었던 D씨. 개선해야겠다는 생각은 있었지만 너무 바빠서 방치했다고 합니다. 그런데 재작년부터 급속도로 혈당이 올라가기 시작해 올해 검진에서는 당화혈색소 7.1%로 당뇨병 진단을 받았습니다.

병원에 온 D씨는 평소 식습관에 관해 이야기했습니다. 점심은 바빠서 국수나 우동 같은 분식을 10분 만에 후다닥 먹는 습관이 있었다고 합니다. 점심을 먹고 난 후에는 항상 졸음을 견디기 힘들었다고 합니다. 이것이 혈당 스파이크의 전형적인 사례입니다. 빠르게 폭식하다 보니 혈당이 급상승하고 그 후 인슐린이 대량으로 분비되자 혈당이 급격히 떨어져 졸음이 밀려오는 것입니다. D씨에게는 생활 습관 중에서 급하게 먹는 습관을 고치고 점심은 천천히 꼭꼭 씹어서 먹도록 했습니다. 3개월이 지난 지금 ALT는 30, 당화혈색소는 5.6%까지 좋아졌습니다.

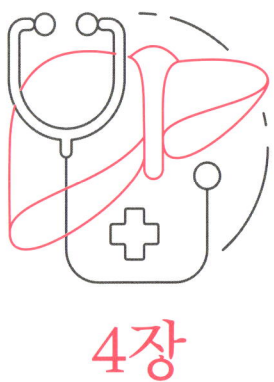

4장

> 100세까지
> 간 건강을 지키기 위해
> 꼭 해야 할 일

간은 '침묵의 장기'이지만, 평생 건강의 열쇠를 쥔
존재입니다. 나이는 들어도 간은 스스로 늙지 않습니다.
다만 우리가 어떻게 살아왔느냐에 따라 달라질 뿐입니다.
100세까지 건강한 간을 유지하려면 나이에 맞는 관리가
필수입니다.

남성은 30~40대, 여성은 50~60대에 지방간이 급증하고
약 10년 후에는 당뇨병으로 발전할 가능성이 높습니다.
따라서 연령대별로 맞춤 대책이 필요합니다.

스트레스와 잦은 회식, 달콤한 간식 대신 몸을 가볍게
해주는 식사를 선택해야 합니다. 지금의 식습관이
단순한 지방간을 10년 뒤 심각한 간 질환으로
진행시킬 수도 있습니다. 결국 간의 나이는
나이가 아니라 '습관'이 결정합니다.
오늘의 작은 선택이 100세까지 젊은 간을 만드는
시작이 됩니다.

# 간에 숨겨진 장수의
# 힘을 끌어내는 법

간은 나이를 먹지 않는 장기입니다. 인간이 나이가 들면 장기도 늙는 것이 당연한 건데 말이 안 된다고 생각할 수 있습니다. 하지만 사실입니다. 병원에 오는 80대, 90대 환자 중에는 간 기능이 20대, 30대와 거의 비슷한 상태인 환자도 있습니다. 매일 라면과 달콤한 빵, 음료를 많이 마시는 젊은 사람들보다 80대, 90대 환자의 간이 훨씬 건강할 때도 있습니다.

저는 그런 사례를 수도 없이 봐왔기 때문에 **간은 나이의 영향을 받지 않는 장기**라고 확신합니다. 젊을 때부터 식사에 신경 쓰고 간 건강에 도움이 되는 생활을 지속한다면 나이가 들어도 젊을 때의 건강한 간을 유지할 수 있다는 의미입니다.

따라서 간이 건강하면 100세까지 하루하루를 활기차게 지내며 장수할 수 있다고 생각합니다. 간이라는 장기는 세월을 과감히 거슬러 오래도록 건강하게 살아갈 힘을 가지고 있습니다. 그러한 간의 힘을 끌어내려면 어떻게 해야 할까요?

간 건강을 오래 유지하기 위해 해야 할 일은 그 사람의 연령대에 따라 달라집니다. 젊은 사람과 중년은 각각 할 일이 다릅니다. 또 남성과 여성은 간에 문제가 생기는 시기가 다르므로 **같은 연령대라고 하더라도 성별에 따라 달라집니다.**

간의 숨겨진 힘을 끌어내려면 연령대와 성별로 해야 할 일을 잘 파악한 후 간을 관리해야 합니다. 이 장에서는 앞으로 인생을 살아가면서 간의 숨겨진 힘을 활용하기 위해 신경 써야 할 일을 연령대별로 살펴보겠습니다. 여러분들도 각각의 주의 사항을 잘 지킨다면 간의 숨겨진 힘을 충분히 끌어내 100세가 넘을 때까지 장수할 수 있습니다.

# 지방간 10년 후에는
# 당뇨병이 따라온다

연령별로 간 건강을 위해 해야 할 일을 자세히 소개하기 전에 모두가 알아두어야 할 것이 있습니다. 지방간과 당뇨병이 발병하고 악화하는 시기에는 남녀 간의 차이가 있다는 것입니다.

다음 쪽의 그래프를 보시기 바랍니다. 위쪽 그래프는 제가 근무하던 대학 병원에서 지방간 증례 수를 성별과 나이별로 나타낸 것입니다. 남성은 30~40대에 지방간이 확 늘어나고 여성은 50~60대에 지방간이 급격히 늘어난다는 사실을 알 수 있습니다.

여성이 남성보다 10~20년 정도 늦는 이유는 여성 호르몬의 영향 때문입니다. 여성 호르몬인 에스트로젠은 지질의 대사와 깊은 관련이 있습니다. 폐경을 맞이해 에스트로젠 분비가 급격히 줄어들면 콜레스테롤과 중성지방 등의 지질이 증가합니다. 즉 폐경 후 이러한 체내 환경이 변화하는 데다가 평소에 탄수화물 중

## 남녀별로 지방간이 많이 발생하는 연령대와 당뇨병이 많아지는 연령대

### 지방간의 성별에 따른 연령대별 분포

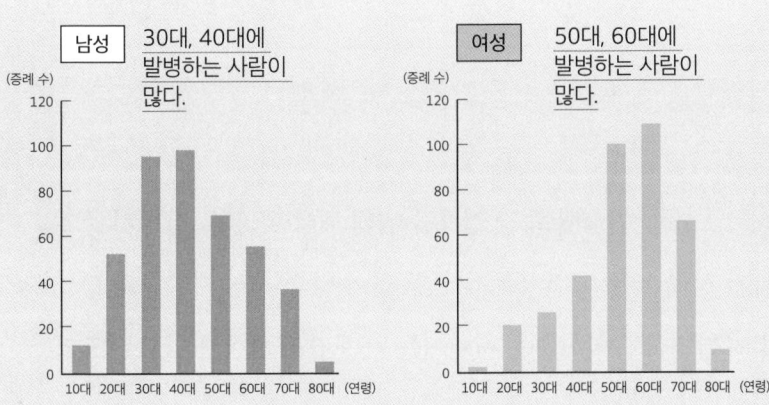

출처: 대학병원 간 조직 검사 시행 사례(도쿄여자의과대학교, 1995~2018년)

### 당뇨병의 성별에 따른 연령대별 분포

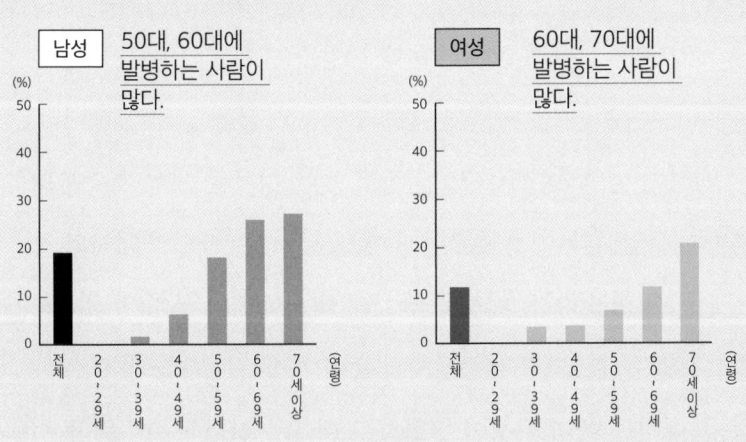

출처: 일본 후생노동성 <국민 건강 및 영양 조사>(2020년)

심의 식사를 하고 단 음료와 과자를 자주 먹으면 점점 간에 지방이 쌓이게 됩니다.

아래쪽 그래프는 당뇨병이 강하게 의심되는 사람의 비율을 성별에 따른 연령대별로 나눠서 조사한 결과입니다. 여기서는 남성은 50대 이후, 여성은 60대 이후 큰 폭으로 늘어납니다. 이 결과는 지방간을 그냥 방치하면 약 10년 후에는 당뇨병이 발병한다는 사실을 증명하는 것입니다. 그러니까 40대에 지방간이 생긴 남성은 약 10년 후인 50대 이후, 50대에 지방간이 생긴 여성은 약 10년 후인 60대 이후에 당뇨병이 발병하는 것이 전형적인 악화 패턴입니다. 이러한 악화 패턴에서 벗어나려면 각 연령대에 무엇을 주의해야 하는지 대책을 살펴보겠습니다.

# 30~40대에
# 실천해야 하는
# 간 건강 대책

### 숨은 지방간을 방치하지 말자

　당연한 말이지만 지방간은 갑자기 발병하는 병이 아닙니다. 나쁜 식습관이 **하루하루 쌓여서 몇 년에 걸쳐 조금씩 생깁니다**. 젊은 사람 중에는 매일같이 떡볶이, 라면, 달콤한 빵, 감자칩과 같은 탄수화물이 잔뜩 들어간 음식과 주스, 콜라, 하이볼 등의 단맛이 나는 음료를 많이 마시는 사람이 있습니다. 그런데 이렇게 탄수화물을 지나치게 과잉 섭취하는 식습관을 고치지 않으면 남은 탄수화물이 지방으로 변환되어 조금씩 간에 쌓입니다.

　보통 10~20대는 활동량이 많고 대사가 활발해서 비만이나 지방간이 되는 사람이 적습니다. 그런데 **최근에는 젊은데도 간에 지방이 많이 쌓여 있는 경우가 늘어나고 있습니다**. 평소에 탄수화물을 지나치게 많이 섭취하고 있다면 10~20대라도 절대 방심해서는 안 됩니다.

다만 건강검진에서 지방간이라는 문제가 드러나는 것은 30대가 넘어서입니다. 사람들의 근육량은 30대쯤부터 조금씩 줄어들기 시작해 그 후 아무런 대책을 세우지 않으면 나이가 들수록 점점 더 줄어듭니다. 또 근육량이 줄어들면 대사 작용도 원활하지 않아 탄수화물 등의 에너지가 예전만큼 소비되지 않습니다. 그러면 탄수화물 과잉 섭취로 인해 넘쳐나는 당이 지방으로 변환되어 체내에 축적됩니다. 쉽게 말하면 30대가 된 이후도 10~20대와 마찬가지로 탄수화물을 지나치게 많이 섭취하는 식생활을 하면 조금씩 배가 나오고 살이 찝니다. 동시에 지방간도 조금씩 생기게 되는 것입니다.

처음에는 건강검진의 ALT, AST 등의 간 기능 관련 수치가 조금씩 높아집니다. 건강검진을 할 때마다 조금씩 수치가 나빠지기도 합니다. 앞서 말했듯이 현재는 ALT, AST가 30U/L을 넘으면 병원 진료를 권장합니다. 다만 ALT 수치가 10대 후반이나 20대인데도 경도의 지방간 수치를 보이는 사람도 적지 않기 때문에 저는 **ALT 수치가 20을 넘으면 숨은 지방간이 의심된다고 판단합니다.**

그리고 30~40대의 경우, 간 기능이 나빠지기 시작했다는 신호에 어떻게 대처하는지가 처음의 갈림길입니다. 간 기능 악화의 초기 신호를 잘 감지해 숨은 지방간을 방치하지 않도록 대처하는 자세가 중요합니다.

숨은 지방간 단계에서 제대로 대처한다면 지방간과 당뇨병을 예방하는 것은 물론이고 앞으로 다양한 생활습관병에 걸릴 위험성도 상당히 낮출 수 있습니다. 30~40대에 이러한 질병의 싹을 잘라낸다면 중장년기를 건강하게 보낼 확률이 높아집니다.

하지만 안타깝게도 현재 **많은 30~40대가 이러한 초기 신호를 알아차리지 못하고 지방간은 점점 더 심각한 상태로 진행되고 있습니다.** 앞서 말했듯이 남성은 30~40대에 지방간이 가장 많이 발병합니다. 남성은 이때 살이 많이 찌면서 체내에 지방을 축적하는 사람이 눈에 띄게 늘어납니다.

그중에는 학생 때와 비교해 **체중이 10~20kg까지 늘어나는 사람도 흔한데 그런 사람은 확실하게 지방간이 진행되고 있다고** 봐도 무방합니다. 건강검진에서 ALT, AST 수치가 30을 크게 넘거나 세 자릿수에 이르는 사람도 있을지 모릅니다. 아마도 지방간이라는 진단을 받고 의사에게 생활습관병이 생길 위험성이 있다는 경고를 받은 사람도 많을 것입니다.

또한 이 시기의 30~40대 남성은 회사에서 어느 정도의 위치에 오르는 시기라서 일도 바쁘고 스트레스받는 일이 많이 발생합니다. 건강검진에서 수치가 별로 좋지 않아도 그것까지 신경 쓸 수 있는 여력이 없는 것입니다. 게다가 아직 젊어서 몸에 문제가 없다고 생각해 20대 때와 비슷하게 양껏 먹고 마시는 사람도 있습니다. 일이 바빠서 점심은 몇 분 만에 다 먹어 치우고, 스트레스가 쌓여 자극적인 음식을 폭식하고, 밤늦은 시간까지 술을 마시고, 술자리를 마무리하며 라면을 먹는 습관을 고치지 않는다면 지방간은 당연히 더 악화합니다.

앞서 말한 것처럼 **아무런 대처도 하지 않고 지방간을 그냥 방치하면 약 10년 후에는 당뇨병이 생길 가능성이 큽니다.** 30~40대 시기에 생활 습관을 바꾸지 않고 지방간을 악화시키면 50대가 되어 당뇨병 때문에 고생할 가능성이 큽니다. 바꿔 말하면 30~40대에 얼마나 지방간을 예방하고 간을 피로하지 않게 관리하느냐가 50대 이후의 건강을 좌우한다고 해도 과언이 아닙니다.

그렇다면 30~40대가 간을 건강하게 유지하려면 어떤 점을 주의해야 할까요?

우선 이제는 젊지 않다는 생각을 가지고 식습관을 바꿔야 합니다. 예를 들면 밥 적당량 먹기, 점심 메뉴로 면 요리를 매일 먹지 않고 하루 걸러서 먹기, 햄버거와 감자튀김, 콜라는 끊기, 주스와 탄산음료도 많이 마시지 않기, 술을 마실 때 안주는 탄수화물이 적은 메뉴 고르기 등이 있습니다. 평소 식사 때 조금만 신경 써서 탄수화물 섭취를 다소 줄인다면 그것만으로도 지방이 축적되는 것을 막을 수 있습니다.

그리고 이것을 계기로 빠르게 먹고 폭식하는 습관, 과음하는 습관을 고쳐야 합니다. 먹고 마시더라도 천천히 음미하며 적당량을 섭취하려고 노력한다면 지방간이 진행되는 것을 막을 수 있습니다.

더불어 앞 장에서 말했던 것처럼 치아를 잘 닦는 습관을 들여서 30~40대부터 잇몸병 예방에 힘써야 합니다. 30대의 80%에 달하는 사람이 잇몸병을 앓고 있다는 데이터가 있습니다. 이 시기부터 잇몸병 예방과 치료에 힘쓴다면 앞으로 간과 치아 건강을 지킬 수 있습니다. 나이를 먹고 나서 치아를 더 잘 관리했어야 한다며 후회하기 전에 젊을 때부터 치아를 관리하는 습관을 기르기 바랍니다.

> **30~40대가 간 건강을 위해 해야 할 일**

숨은 지방간의 신호를 놓치지 않고 대처한다.

중년 이후는 대사 작용이 떨어져 지방이 쉽게 쌓인다.

20대 때와 같은 식생활을 하면 지방은 계속 쌓이기만 한다.

일과 스트레스를 이유로 건강검진을 건너뛰지 않는다.

### 혹시 이런 생활을 하고 있지 않나요?

- [ ] 건강검진에서 간 기능이 안 좋다는 결과가 나왔지만 바빠서 방치하고 있다.
- [ ] 학생 때와 비교해 10kg 이상 체중이 늘었다.
- [ ] 점심에 떡볶이나 라면 같은 분식을 자주 먹는다.
- [ ] 밤늦은 시간까지 술을 마셔도 아무렇지 않다.
- [ ] 주스나 달콤한 음료를 많이 마신다.
- [ ] 밥은 항상 곱빼기로 먹거나 추가로 더 먹는다.
- [ ] 잇몸 건강을 전혀 신경 쓰지 않는다.

> 아직 젊다고 생각해 식습관을 바꾸지 않으면
> 지방간은 더 악화하고 10년 후에는 당뇨병이 생긴다!

# 50대에
# 실천해야 하는
# 간 건강 대책

### 다이어트를 한다면 50대가 마지막 기회다

50대가 되면 남성은 중년기 지방간을 방치해 상태가 악화하면서 당뇨병까지 발병하는 사람이 많습니다. 또 여성 중에도 지방간이 되는 사람이 늘어나 남녀 모두 건강 상태에 위기감을 느끼게 되는 시기입니다.

이 시기가 되면 남녀 모두 눈에 띄게 체력이 떨어집니다. 체력이 떨어지는 이유는 근육량이 줄고 대사 속도가 떨어져 이전처럼 에너지가 생기지 않기 때문입니다. 또 에너지 출력이 떨어진 채로 지금까지와 똑같은 식생활을 계속하다 보면 자연스럽게 탄수화물이 과잉인 상태가 되고 남은 탄수화물이 지방으로 변환되어 체내 여러 곳에 쌓이게 됩니다. 이 때문에 남녀 모두 50대를 넘어가면 배가 툭 튀어나온 사람이 늘어나는 것입니다. 남성은 사과형 비만이라고 해서 배 전체가 빵빵하게 나오고 여성은 서양배형 비만이라고 해서 배, 엉덩이, 허벅지 등의 하반신에 지방이 많이 붙게 됩니다. 물론 이 정도로 비만이 심해지면 이미 간에도 상당량의 지방이 쌓여 있는 상태라고 생각하면 됩니다.

또 남성의 경우 50대가 되면 회사에서 책임감이 무거운 자리에 오르게 되고 술자리도 늘어납니다. 스트레스도 많아지고 식생활도 불안정해져서 지방간, 비만, 당뇨병이 있는 사람은 혈당과 혈압이 크게 상승할 수 있습니다. 그렇게 되면 지방간과 당뇨병뿐만 아니라 심혈관 질환과 뇌혈관 질환 등 동맥경화성 질병도 주의해야 하는 상황이 됩니다. 체중이 많이 나가는 남성의 경우, 이때 큰 질병으로 발전하도록 방치할 것인지 치료할 것인지를 결정해야 하는 큰 전환점에 놓이게 되는 것입니다.

여성도 50대가 중요한 시기입니다. 갱년기로 인해 여성 호르몬이 줄어 지방간이 생기기 쉽고, 자신도 모르는 사이에 많은 질병이 생길 수 있는 위험한 연령대라는 사실을 기억해야 합니다.

특히 주의해야 할 것은 일상적인 탄수화물 섭취량입니다. 저는 과거에 나이별·성별 탄수화물 섭취량에 관한 설문 조사를 했는데 그 조사에서 50대 여성의 탄수화물 섭취량이 유독 많다는 사실이 확인되었습니다. 놀랍게도 **50대 여성은 기준치의 두 배**

이상인 약 414g의 탄수화물을 섭취하고 있었습니다. 이러면 지방간인 사람이 많이 늘어나도 전혀 이상하지 않습니다.

　물론 갱년기의 영향도 있겠지만 이 시기의 여성은 육아도 어느 정도 끝나고 시간적인 여유가 생기기 때문에 무심코 간식을 자주 먹게 되고 그러한 습관이 탄수화물 과잉 섭취로 이어지기도 합니다. TV를 보면서 과자나 귤을 집어 먹거나 친한 친구들이 모여 수다를 떨며 디저트를 먹는 습관이 지방간 증가의 원인일 수 있습니다.

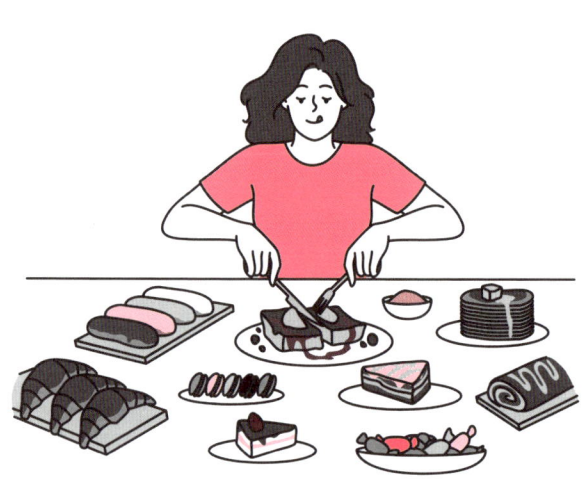

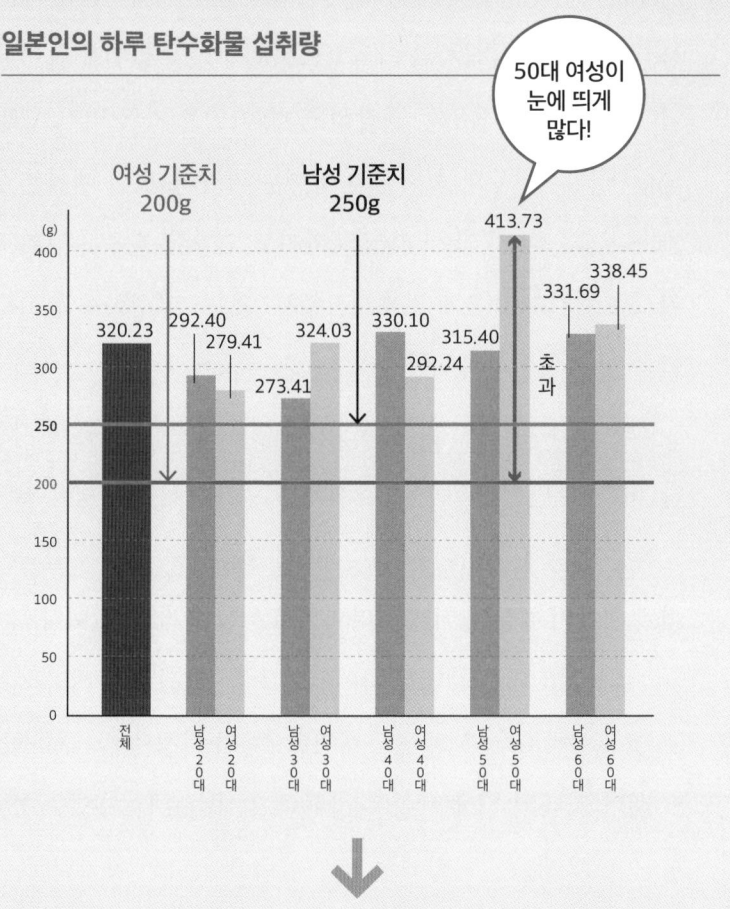

참고 자료: 삿포로 맥주 주식회사가 2015년에 전국에서 실시한
<식습관과 당에 관한 20~60대 남녀 1,000명의 실태 조사>에서 발췌
조사 감수: 구리하라 다케시

그렇다면 50대 남녀는 어떤 점에 주의하면 좋을까요?

우선 더 이상 젊을 때와 같은 식습관을 유지해서는 안 된다는 사실을 분명히 인식하고 의식적으로 탄수화물 섭취를 줄여야 합니다. 예컨대, 단 음료는 과감히 끊기, 라면은 가끔 먹기, 단팥빵, 국수만 먹는 탄수화물 위주의 식사는 피하기, 거실 테이블 위에 과자나 귤은 두지 않기, 간식은 카카오 고함량 초콜릿 먹기 등의 원칙을 지킨다면 크게 스트레스받지 않고도 탄수화물 섭취를 줄일 수 있을 것입니다.

그리고 50대야말로 **다이어트에 힘을 쏟아야 하는 시기**입니다. 60대 후반이나 70대 이후에 다이어트해서 식사량을 줄이면 근육량이 줄어 근감소증Sarcopenia이나 노쇠Frailty 상태가 될 위험성이 증가하기 때문에 이때는 다이어트는 할 수 없게 됩니다.

그래서 **50대가 제대로 다이어트를 할 수 있는 마지막 기회**라고 생각해야 합니다. 앞서 소개했던 7가지 지침을 반드시 실천해 50대가 지나기 전에 체중을 감량하고 불필요한 지방을 없애야 합니다. 지방간인 사람에게 체중 감량은 최고의 약입니다. 체중이 줄면 간 기능이 회복되고 지방간이 자연스레 좋아질 뿐 아니라 혈당과 혈압도 함께 낮아져 당뇨병도 개선됩니다.

50대에는 식생활뿐 아니라 근력 운동과 걷기 운동을 습관화하여 더 이상 근육량이 줄지 않도록 신경 써야 합니다.

　이와 더불어 50대에는 잇몸병이 생기기 쉬운 시기이므로 이후 고령이 되었을 때 고생하지 않으려면 치아 관리와 치료도 소홀히 해서는 안 됩니다. 무엇보다도 50대라는 중요한 전환점이 되는 시기에 식사와 운동 등 생활 습관을 제대로 개선하고 간과 체중이 좋은 상태를 유지한다면 60대, 70대, 80대에 접어들었을 때 질병에 걸릴 위험성이 낮아진다는 점을 명심해야 합니다. 그런 점에서 볼 때, 50대는 인생 후반전을 건강하게 보낼 수 있느냐 없느냐를 결정짓는 중요한 갈림길에 들어서는 시기라고 말할 수 있습니다.

## 50대가 간 건강을 위해 해야 할 일

의사에게 지방간과 대사증후군이 있다는 말을 들었다면 제대로 치료해야 한다.

혈압과 혈당이 높은 사람은 동맥경화성 질환에도 주의해야 한다.

특히 여성은 간식으로 인한 탄수화물 과잉 섭취를 조심하자.

다이어트를 한다면 50대가 마지막 기회다.

### 혹시 이런 생활을 하고 있지 않나요?

- [ ] 지방간이 있지만 이 정도는 괜찮다고 생각한다.
- [ ] 최근 체력이 떨어졌다고 느낄 때가 많다.
- [ ] 여전히 컵라면과 달콤한 빵을 먹는다.
- [ ] 지금도 콜라, 주스, 이온 음료를 자주 마신다.
- [ ] 일 때문에 과음할 때가 많다.
- [ ] 거실 테이블 위에 있는 과자나 귤을 무심결에 먹는다.
- [ ] 잇몸병이 있지만 적극적으로 치료하지 않고 있다.

50대는 건강의 큰 전환점이 되는 시기다.
간과 체중을 잘 관리했을 때와 그렇지 않을 때
노후 생활에 큰 차이가 생긴다.

# 60대에
# 실천해야 하는
# 간 건강 대책

### 근육량과 식사량이 줄지 않도록 주의한다

　60대는 평소 생활 방식이 크게 바뀌는 시기입니다. 정년을 맞이하기 때문입니다. 정년퇴직 후에는 지금까지 해왔던 습관을 중단하는 사람이 많습니다. 회사에 다닐 때는 출퇴근하며 걸어 다녔으나 퇴직 후에는 걷지 않게 되고 나름 신경 썼던 식사도 그냥 집에 있는 것으로 간단하게 때웁니다. 지금까지와는 다르게 집에 있는 시간이 길어진 만큼 간식도 많이 먹게 되고 일 년에 한 번 하던 건강검진도 받지 않는 사람이 많습니다. 이러한 **생활 습관의 변화가 지방간과 당뇨병에 큰 영향을 줍니다.**

가장 큰 문제는 집에 틀어박혀 지내면서 활동량이 줄어들고 근육량이 감소하는 것입니다. 60대가 되면 평소에 신경 써서 몸을 움직이지 않으면 근육량이 줄어듭니다. 60대인 사람은 아직 자신은 젊다고 생각하지만, 마음과는 달리 몸은 내리막길을 걷고 있는 경우가 많습니다. 아직 괜찮다고 생각해서 집에 가만히 있으면 근육은 줄어들고 체력도 떨어집니다. 근육량이 감소한다는 것은 에너지를 태우는 공장이 줄어드는 것을 의미하므로 당과 지방을 소비하지 못하게 되어 지방간과 당뇨병이 더 악화할 수 있습니다.

근육량 감소뿐만 아니라 식사량 감소도 주의해야 합니다. 집에 있는 시간이 늘어나는 60대는 냉장고에 있는 식재료로 간단하게 식사를 때우는 경우가 많아 **하루 세 끼 식사량이 전체적으로 줄어듭니다**. 식사량이 줄어들면 근육량 감소를 가속해 더욱 악순환에 빠지게 됩니다.

그런데 60대에는 식사량은 줄어드는데 탄수화물 섭취량은 늘어나는 경향이 있습니다. 아침을 빵으로 때우거나 점심에는 국수, 저녁에는 간단한 반찬에 밥을 먹는 등 탄수화물 위주의 식사를 하는 경우가 많습니다. 게다가 간식으로 과자나 과일 등을 먹는 사람도 많아서 탄수화물 과다로 인해 지방간과 당뇨병이 악화하는 경우가 많습니다.

여성은 특히 주의해야 합니다. 50대 여성과 마찬가지로 60대 여성도 간식으로 인해 탄수화물 섭취가 많아지면 지방간이 더 악화할 위험성이 있습니다. 50대에 지방간이 된 여성은 60대가 되면 당뇨병이 생길 수 있습니다. 여성들은 60대에 생활 습관을 개선해서 간 건강을 회복할 수 있는지가 노후 건강을 좌우한다고 할 수 있습니다.

또 남녀 모두 60대는 노화 정도, 체력, 피로감 등에 차이가 생기는 시기입니다. 근육량과 식사량이 줄어 지방간과 당뇨병이 진행된 사람은 체력도 크게 떨어지고 별일 아닌 일에 쉽게 피로해지며 외모도 더 나이 들어 보입니다. 반면 근육량과 식사량을 제대로 유지하고 간 건강을 지킨 사람은 체력과 기력도 유지할 수 있고 쉽게 지치지 않습니다. 또 질병과 컨디션 난조를 겪는 일도 적고 외모도 젊을 때 모습을 유지할 수 있습니다. 이처럼 60대를 어떻게 보내느냐에 따라서 건강 상태에 큰 차이가 발생합니다.

그렇다면 60대 남녀는 이러한 노화를 막기 위해 무엇을 해야 할까요?

특히 중요한 것이 근육량과 식사량을 유지하는 것입니다. 근육량 감소를 막으려면 집에만 틀어박혀 있으면 안 됩니다. 일을 하든 취미 활동을 하든 봉사활동을 하든 상관없으니 억지로라도 움직이는 일정을 만들고 하루에 한 번은 외출해야 합니다. 이렇게 매일매일 갈 곳이 있으면 그렇지 않은 경우와 비교해서 건강 상태에 큰 차이가 발생합니다.

60세부터는 근력 운동과 걷기는 필수라고 생각해야 합니다. 힘든 운동을 할 필요는 없습니다. 제대로 근육을 사용하는 운동, 바른 자세로 걷는 운동과 같이 간단한 운동을 매일 꾸준히 하면 됩니다.

식사량을 유지하려면 하루 세 끼 식사의 질을 높여야 합니다. 간단하게 때우려는 생각은 버리고 한 끼, 한 끼 가능한 맛있는 음식을 천천히 음미하며 먹는 습관을 길러야 합니다. 질을 높인다고 해서 고급스러운 음식을 먹으라는 의미는 아닙니다. '오늘은 회가 먹고 싶다.' '점심에는 단골 가게에 가서 먹을까?' '내일은 샤부샤부를 해서 고기를 충분히 먹어야겠다.'와 같이 매끼 즐거운 마음으로 식사하는 자세가 중요합니다. 이때 단백질과 채소는 충분히 섭취하고 탄수화물의 양은 줄이도록 항상 신경 쓴다면 간뿐만 아니라 몸 전체의 노화도 막을 수 있습니다.

또 5분이나 10분 정도면 충분하니 식사 시간을 더 늘려야 합니다. 60대가 되면 손자가 생기거나 가족과의 식사 시간을 즐거운 마음으로 기다리는 사람도 많을 것입니다. 그렇게 가족과 즐겁게 대화하면서 천천히 식사를 음미한다면 그것만으로도 식사의 질이 향상됩니다.

유럽의 가정에서처럼 두 시간 동안 저녁을 즐기는 것이 가장 이상적이지만 5~10분 정도 여유를 주기만 해도 식사 시간이 더 행복한 시간이 될 것입니다.

평소 식사를 즐기려면 치아 건강도 중요합니다. 치아가 없으면 씹을 수 없어서 맛있는 요리를 충분히 맛볼 수 없습니다. 그런데 60대가 되면 잇몸병으로 인해 치아를 잃게 되고 치아로 자르고 씹고 마시는 등의 구강 기능에 문제가 생기는 경우가 많습니다. 이런 구강 기능의 사소한 문제를 **구강 노쇠**Oral Frailty라고 부릅니다. 이 말은 나이가 들어 **구강 기능이 떨어지는** 것을 의미합니다.

구강 노쇠를 예방하려면 잇몸병이 생기지 않도록 해야 하며 한 입 먹을 때마다 꼭꼭 씹어서 잘 삼키는 습관을 길러야 합니다. 그리고 평소에 입을 자주 움직이는 것도 중요합니다. 평소 노래를 소리 높여 부르거나 마음이 통하는 사람과 자주 대화를 나누는 것을 추천합니다. 특히 정년퇴직 후 남성은 과묵한 날들을 보내는 경우가 많으므로 신경 써서 가족이나 친구들과 대화를 나누려고 노력해야 합니다.

평생 구강 건강을 유지하기 위해서라도 60대 이후부터는 식사 시간을 길게 잡고 천천히 대화를 나누면서 식사하는 습관을 들이면 좋습니다. 분명 이러한 습관은 나이가 들어가면서도 인생을 하루하루 즐겁고 행복하게 보낼 수 있도록 도와줄 것입니다.

## 60대가 간 건강을 위해 해야 할 일

정년퇴직으로 변화한 생활 방식에 주의한다.

집에만 틀어박혀 지내면 근육량이 줄어드니 바깥 활동에 신경 쓴다.

식사량을 줄이지 않는다. 다만 탄수화물 위주의 식사는 피한다.

식사 시간을 충분히 확보해서 천천히 맛있게 즐기면서 먹어야 한다.

**혹시 이런 생활을 하고 있지 않나요?**

- [ ] 정년퇴직하고 나서 건강검진을 받지 않게 되었다.
- [ ] 일이 없으면 외출하지 않고 하루 종일 집에만 있는 날도 많다.
- [ ] 식사 준비가 귀찮아서 집에 있는 것들로 대충 때울 때가 많다.
- [ ] 근력이 떨어졌다는 사실을 느끼지만, 아무것도 하지 않는다.
- [ ] 시간이 많아져서 TV를 보며 간식을 먹을 때가 많다.
- [ ] 사람들과 말할 기회가 눈에 띄게 줄었다.
- [ ] 구강 노쇠에 대해 전혀 신경 쓰지 않는다.

> 60대는 식사와 운동의 중요성을 다시 한번 생각해야 하는 시기다.
> 이때 대책을 마련하시 않으면 70대 이후에는
> 급격하게 내리막길을 걷는다.

# 70대에
# 실천해야 하는
# 간 건강 대책

---
**먹어서 살찌는 것보다 먹지 않아서 마르는 것이 더 위험하다!**

---

　70세가 넘으면 건강한 몸을 유지하기 위한 식습관의 기본 노선이 크게 바뀝니다. 60대까지는 불필요한 지방을 축적하지 않기 위해 에너지 섭취를 줄이는 것이 기본 노선이었지만 70대가 되면 줄이는 것이 아니라 **필요한 에너지를 충분히 섭취**하는 방향으로 나가야 합니다. 가장 기본적인 방향성을 크게 바꿔야 합니다.

　왜 바꿔야 하는지 말씀드리면 에너지 섭취를 줄여서 살이 빠지면 큰일이 날 수 있기 때문입니다. 70대가 되면 근육량이 감소하는 속도가 눈에 띄게 빨라집니다. 그런데 에너지 섭취까지 줄어들면 근육량 감소가 더 가속되어 근감소증이나 노쇠를 불러일으키는 마중물이 되기도 합니다.

또 고령이 되어 식사량이 줄어들면 영양 상태가 좋지 못해 체력과 활력이 떨어집니다. 특히 마른 고령자들에게 자주 발견되는 저영양 상태를 신종 영양실조라고 부르는데 뼈와 근육이 약해져 빈혈 및 면역력 저하로 이어지고 몸의 기능이 급속도로 약해지는 큰 원인이 됩니다. 그래서 70대에 들어서면 에너지 섭취를 줄이면 안 됩니다. 건강을 챙긴다고 먹는 양을 줄이거나 체중을 줄이려고 다이어트하는 행위도 절대 금물입니다. 이 정도 나이가 되면 적게 먹는 것이 건강에 좋다는 생각은 버리고 **건강을 위해 제대로 챙겨 먹어야겠다고** 생각을 바꾸어야 합니다.

특히 70대는 **먹어서 살이 쪘을 때 발생하는 잠재적 위험성보다도 먹지 않아 살이 빠지고 야위었을 때 생길 수 있는 위험성이 훨씬 더 커집니다.** 그래서 오히려 70세 이후에는 매일 식사를 충분히 하고 살짝 살이 찌는 편이 건강에는 더 좋습니다. 실제로 지나치게 마른 사람보다 살짝 통통한 사람이 오래 산다는 연구 결과도 많습니다. 여러분들도 약간 통통한 몸을 유지하는 방향으로 생각을 바꾸면 좋습니다.

'식사를 제대로 챙겨 먹어야 한다.' '건강에는 오히려 살짝 통통한 편이 좋다.'라고 했는데 이미 지방간이나 당뇨병 있는 사람은 어떻게 하는 것이 좋을까요? 물론 지방간과 당뇨병이 심해지면 안 되기 때문에 탄수화물을 지나치게 많이 섭취하면 안 됩니다. 특히 단 음료, 과일, 과자 등은 조심해야 합니다.

하지만 70대가 되면 지금까지처럼 너무 애서서 탄수화물의 양을 줄이지는 않아도 됩니다. 그러니까 예전처럼 너무 철저하게 관리하지는 않아도 된다는 말입니다.

앞서 말했듯이 60대까지는 밥을 10~20% 정도 줄여 탄수화물 섭취량을 조절해야 합니다. 하지만 70대 이후는 밥을 줄이지 말고 일반적인 양으로 다시 돌아가는 편이 좋습니다. 일반적인 밥 한 공기 정도를 먹으면 됩니다.

반면 70대가 되면 꼭 챙겨서 먹어야 하는 것이 고기, 생선, 달걀 등의 동물성 단백질입니다. 단백질 섭취는 근육량 유지와 영양 공급을 위해 필요합니다.

나중에 다시 말씀드리겠지만 동물성 단백질을 충분히 섭취하면 알부민Albumin이라는 단백질 수치를 높일 수 있습니다. 알부민이 충분하면 근육량과 대사가 향상되고 영양소 운반 능력이 좋아져 저영양 상태가 되는 것을 예방할 수 있습니다. 따라서 70세 이후의 고령자는 고기, 생선, 달걀 등 동물성 단백질을 의식적으로 섭취하여 알부민을 증가시키는 것이 중요합니다. 앞서도 언급했듯이 나이가 들수록 하루 세 끼 식사에 고기, 생선, 달걀 등의 단백질 반찬을 반드시 하나는 포함해야 합니다.

특히 단백질 중에서도 고기를 적극적으로 먹어야 합니다. 대체로 어르신들을 보면 나이가 들수록 고기를 먹지 않으려고 하는데 그러면 점점 더 쇠약해질 수밖에 없습니다. 알부민의 효과인지는 알 수 없지만 고기를 꾸준히 먹는 고령자 중에는 건강하게 장수하는 사람이 많습니다. 일본의 예로 99세에 세상을 떠난 유명 작가 세토우치 자쿠초는 평소 고기를 매우 좋아해 소고기 스테이크를 자주 먹었고, 105세까지 현역 의사로 활동한 히노하라 시게아키도 말년까지 스테이크를 즐겨 먹었습니다. 이런 분들을 본받아 여러분도 70대에 고기를 먹는 습관을 들이면 어떨까요?

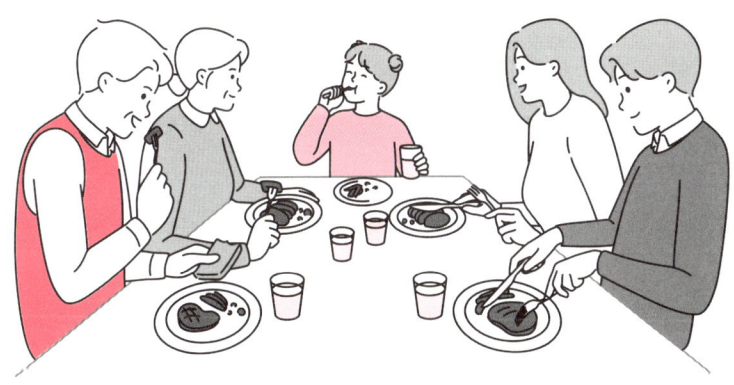

60대가 해야 할 일에서도 언급했지만 70대도 매일 근력 운동과 걷기 운동은 필수입니다. 70대에 근육량이 줄어들고 다리와 허리가 약해지면 머지않아 거동할 수 없거나 간병이 필요한 상태가 될 수 있습니다.

　　치아 건강도 철저히 관리해서 구강에 문제가 생기지 않도록 힘써야 합니다. 70대에 구강 건강을 잃게 되면 음식물을 먹지 못하는 시기가 금방 다가올 수 있습니다.

　　70대라는 시기는 제가 소개했던 것들만 제대로 실천한다면 거동 불능 상태나 먹지 못하는 시기가 오는 것을 늦출 수 있습니다. 해야 할 일을 제대로 한 사람과 하지 않은 사람은 건강 수명에서 큰 차이가 납니다. 여러분도 70대에는 건강을 더 오래 유지할 수 있도록 현명하게 생활해야 합니다. 그렇게 하면 80~90대는 물론이고 더 나이가 들 때까지 건강 수명을 유지할 수 있을 것입니다.

## 70대가 간 건강을 위해 해야 할 일

**70대가 되면 필요한 에너지를 충분히 섭취해야 한다.**

**식사 제한이나 다이어트는 금물이다.**

**탄수화물을 줄이지 않아도 된다.**

**고기, 생선, 달걀 등의 동물성 단백질을 매끼 충분히 먹는다.**

### 혹시 이런 생활을 하고 있지 않나요?

- [ ] 의사에게 영양이 부족하다는 지적을 받은 적이 있다.
- [ ] 예전과 비교해서 먹는 양이 많이 줄었다.
- [ ] 근육과 체력이 떨어져서 종종 발을 헛디딘다.
- [ ] 생활습관병을 예방하기 위해 먹는 양을 줄인다.
- [ ] 고기를 많이 먹지 않는다.
- [ ] 운동도 하지 않고 외출할 기회도 줄었다.
- [ ] 치아가 빠져서 잘 씹지 못한다.

> 70대에 해야 할 일을 제대로 한다면 움직이지 못하는 시기, 먹지 못하는 시기가 오는 때를 늦출 수 있다.

# 80~90대에
# 실천해야 하는
# 간 건강 대책

### 간, 근육, 치아가 건강하면 충분히 100세까지 살 수 있다

    80~90대의 건강 목표는 몸과 마음을 건강하게 유지하고 움직일 때와 먹을 때 필요한 기능을 오래 유지하는 것에 초점이 맞춰집니다. 이 목표를 이루려면 어떤 노력을 해야 할까요? 저는 **간, 근육, 치아 이 세 가지 기능이 떨어지지 않도록 하는 것**이 중요하다고 생각합니다. 그 이유를 각각 살펴보겠습니다.

    앞서 언급했듯이 간은 늙지 않는 장기입니다. 90세가 되어도 젊은 간을 유지하는 사람도 많습니다. 나이가 들어도 간 기능을 잘 유지하면 간의 숨겨진 힘이 발휘되고 이는 고령일수록 더욱 효과적으로 작용합니다.

    피부, 머리카락, 혈관, 심장, 신장, 위장 등 다른 기관은 나이가 들면 자연스럽게 노화합니다. 하지만 이러한 노화가 심해질수록 간이 얼마나 활발하게 역할을 하는지가 중요해집니다. 나이를 먹으면서 노화한 다른 장기를 간의 활력이 보완해준다고 생각하면 됩니다.

==고령이 되어 여러 부위가 쇠약해져도 간이라는 거대한 화학 공장이 대사와 해독 등 중요한 역할을 무리 없이 수행한다면 다소 쇠약해진 부분들도 서로 보완되어 큰 문제가 생기지 않습니다.== 나이가 들어도 간이 건강하면 기능이 떨어진 다른 장기를 건강한 간이 보완해주기 때문에 오래 건강하게 살 가능성이 커집니다. 반면 젊을 때 간 기능이 떨어진 사람은 다른 장기의 기능 저하를 간이 보완해주지 못해 빠르게 노화하고 쇠약해질 위험이 커집니다.

80~90대의 건강은 간에 얼마나 많은 에너지와 활력이 있느냐에 따라 달라집니다. 간은 장수의 원동력이 되는 장기입니다. 그래서 가능한 한 젊을 때부터 간을 제대로 관리해 동력원의 에너지를 유지하려는 노력이 필요합니다.

다음으로 근육에 관해 설명하겠습니다. 여러분도 이제는 이해하셨겠지만 80~90대가 되면 움직일 때 필요한 기능이 얼마나 제대로 역할을 하느냐에 따라 노쇠 정도에 큰 차이가 납니다.

**움직이는 기능에 문제가 없는 몸을 유지하는 데 결정적인 역할을 하는 것이 근육량입니다.**

60~70대 항목에서도 말씀드렸지만 근육량이 줄어드는 속도는 나이가 들수록 더 빨라집니다. 이에 제동을 걸기 위해서는 근력 운동과 걷기 운동을 반드시 습관화해야 합니다. 다만 80~90대는 무리해서 운동하다가 넘어져서 골절이 발생할 가능성도 있으므로 절대 무리하지 말고 본인이 할 수 있는 범위 내에서 몸을 움직여야 합니다. 또 특별한 운동을 하기보다는 마트에 식재료를 사러 가거나 은행, 주민센터에 갈 때 걸어가는 등 외출해야 할 일을 만들어서 몸을 꾸준히 움직이도록 해야 합니다. 그 부분만 신경 쓴다면 움직일 때 필요한 기능이 약해지는 일 없이 충분히 유지할 수 있습니다.

치아 건강에 관해서도 설명하겠습니다. 치아와 구강 건강은 먹을 때 필요한 기능이 어느 정도 남아 있는지에 따라 달라집니다. 80~90대가 되면 치아가 빠지고 씹는 힘이 약해집니다. 틀니에 문제가 생기거나 삼키는 능력도 떨어지는 경우가 많아 더욱 중요합니다.

흡인성 폐렴에 걸려 제대로 먹지도 못하고 상태가 악화해 사망에 이르는 경우도 적지 않습니다. 이를 예방하려면 60~70대해야 할 일에서도 설명했듯이 잇몸병을 예방하고 구강 노쇠의 진행을 막기 위한 노력이 필요합니다. 다만 개인이 관리하기에는 한계가 있으므로 정기적으로 치과에 가서 치아와 구강에 문제를 일으킬 수 있는 싹을 미리 잘라내야 합니다. 이전보다 치과에 가는 빈도를 늘려서 확실하게 관리하는 것을 추천합니다.

80~90대에는 **씹는 기능과 삼키는 기능에 아무런 문제가 없다면 좋아하는 음식을 마음껏 먹어도 괜찮습니다.** 좋아한다면 달콤한 과자, 과일, 단 음료수를 먹어도 상관없습니다. 그러면 지방간이 되지 않냐고 걱정하는 사람도 있겠지만 이 연령대에는 탄수화물 섭취량에 크게 신경 쓸 필요는 없습니다. 지방은 중요한 상황에 쓰기 위해 체내에 저장하는 에너지입니다. 일정량의 에너지가 저장된 편이 더 잘 움직일 수 있어서 **가벼운 지방간이 되어도 큰 문제는 없습니다.**

80~90대는 건강에 너무 신경 쓰지 말고 좋아하는 음식을 원하는 만큼 먹을 수 있는 행복한 시기입니다. 오랜 인생에서 무엇이든 마음껏 먹어도 되는 시기는 인생의 마지막 코너를 돌고 난 이 시기밖에 없습니다.

이 시기를 행복하게 즐기려면 젊을 때부터 치아와 구강 건강을 챙겨야 합니다. 80~90대가 되었을 때 맛있는 음식을 원하는 만큼 먹으려면 그때까지 몸의 기능을 잘 유지해야 합니다. 먹는 즐거움은 나이가 들수록 그 비중이 커집니다. 노인 요양 시설에 들어간 고령자 중에는 오늘의 식사 메뉴를 아침부터 기대하며 기다리는 사람도 많습니다. 이러한 즐거움이 사라지지 않도록 가능한 한 오랫동안 먹을 때 필요한 기능을 유지하도록 해야 합니다.

이렇게 80~90대에는 간이라고 하는 동력원의 기능을 제대로 유지하고 움직일 때와 먹을 때 필요한 기능이 노쇠하지 않도록 한다면 오랫동안 행복한 인생을 즐길 수 있습니다.

저는 간, 근육, 치아 이 세 가지 모두가 건강하다면 100세까지 충분히 살 수 있다고 생각합니다.

100세까지 사는 사람을 센티네리언$^{Centenarian}$, 110세 넘어서도 살아있는 사람을 슈퍼센티네리언$^{Super-centenarian}$이라고 합니다. 앞서 말한 세 가지 기능이 건강하게 유지된다면 센티네리언은 물론이고 슈퍼센티네리언이 되는 것도 가능합니다. 여러분도 세 가지 기능을 잘 관리해서 장수하겠다는 목표를 세워보면 어떨까요?

## 80~90대가 간 건강을 위해 해야 할 일

**80~90대는 간, 근육, 치아가 약해지지 않도록 하는 것이 중요하다.**

**움직일 때 필요한 기능을 유지하기 위해 평소에 걷기 운동을 소홀히 해서는 안 된다.**

**먹을 때 필요한 기능을 유지하기 위해 치아, 구강 건강을 잘 챙긴다.**

**80~90대는 좋아하는 음식을 원하는 만큼 먹어도 되는 행복한 시기다.**

### 혹시 이런 생활을 하고 있지 않나요?

- [ ] 무슨 일을 해도 기력과 체력이 부족하다고 느낀다.
- [ ] 밖에서 조금만 걸어도 지친다.
- [ ] 식욕이 없어지고 세 끼 식사하는 것이 귀찮다.
- [ ] 치아가 없어지고 씹는 힘, 삼키는 힘이 약해진 것 같다.
- [ ] 고기와 달걀을 잘 먹지 않는다.
- [ ] 병원에서 알부민 수치가 낮다는 말을 들었다.
- [ ] 자신의 간 기능이 어떤 상태인지 잘 모른다.

> 80~90대에 움직일 때와 먹을 때 필요한 기능을
> 제대로 유지하면 100세까지 사는 것은 꿈이 아니다.

# 간 건강을 회복해 앞으로의 인생을 오랫동안 즐겁게 보내자

지금까지 연령대별로 간 건강을 지키기 위해 해야 할 일들을 살펴보았습니다. 어땠나요? 지금 나이와 상관없이 간과 근육, 치아를 제대로 관리하면 남은 인생을 건강하게 보낼 수 있다는 사실을 이제 알게 되셨을 것입니다.

여기서 다시 한번 말씀드리고 싶은 것은 **간은 몇 살부터라도 회복시킬 수 있다**는 점입니다. 간경변증이 악화할 정도로 심각한 상황만 아니라면 간은 기능이 떨어지더라도 얼마든지 다시 정상으로 되돌릴 수 있습니다. 만약 지방간 등 간 기능에 장애가 있더라도 탄수화물과 단 음료를 줄이고 다이어트를 한다면 간 기능은 조금씩 회복됩니다.

실제로 병원에는 그런 환자가 많이 옵니다. 그리고 많은 환자가 간 건강을 회복해 자신의 인생을 더 건강한 방향으로 궤도 수

정에 성공합니다. **간을 회복하는 일은 자주 아프고 암울한 인생에서 활기차고 건강한 인생으로 바꾸는 일이라고 생각합니다.**

여러분들은 어떤 인생을 살고 싶나요? 당연히 간 건강을 회복해 건강하고 오래 사는 길이겠지요? 그 길로 향하기 위해 해야 할 일은 이제 여러분들이 더 잘 알고 있습니다. 앞 장에서 소개했던 7가지 지침과 이번 장에서 소개한 연령대별 주의 사항을 잘 기억하고 매일 실천하면 됩니다.

누구나 인생은 한 번뿐입니다. 앞으로 남은 인생에 후회하는 일이 없도록 여러분도 빨리 간 건강을 회복해 활기차고 건강한 인생을 살아가길 바랍니다. 인생을 건강하고 즐겁게 살아가는 사람은 대부분 건강하고 젊은 간을 유지하고 있습니다. 여러분도 건강한 간을 유지해 앞으로 오랫동안 즐겁게 살아가길 바랍니다. 그러면 100세까지 건강하고 편안한 생활을 할 수 있습니다.

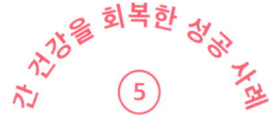

| 한 달 만에 3kg 감량 | |
|---|---|
| ALT(GPT) | 63→34 |

### 카카오 고함량 초콜릿으로
### 내장 지방, 지방간, 당뇨병 개선

**: 40대 여성 E씨**

코로나로 인해 집에서 오래 생활하다 보니 E씨는 과자나 빵 등의 간식을 습관적으로 먹으면서 1년 만에 체중이 6kg이나 늘어났습니다. 코로나가 끝나고 나서도 간식을 먹는 습관이 고쳐지지 않아 건강검진에서 지방간과 당뇨병이 있다는 결과를 받고 병원에 왔습니다.

저는 그런 E씨에게 간식을 끊기 힘들다면 카카오 함량이 높은 초콜릿을 먹으라고 추천했습니다. 초콜릿은 살이 찐다고 생각했던 E씨는 처음에는 반신반의했습니다.

하지만 아침, 점심, 저녁 식전에 카카오 고함량 초콜릿을 한 개(5g)씩 10시, 15시에 간식 대신 한 개(5g)씩 매일 먹었습니다. 그러자 한 달 만에 3kg 감량에 성공했고, ALT가 63에서 34로 좋아졌습니다. 당화혈색소도 7.4%에서 6.5%로 개선되었습니다. 과자나 빵도 잘 먹지 않게 되었다고 합니다. E씨는 건강하게 다이어트에 성공하여 지방간과 당뇨병이 호전되었고 식욕이 줄어드는 것이 느껴졌다며 기뻐했습니다.

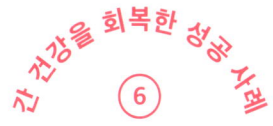

## 지방간에서 지방간염, 간경변증으로 진행되었지만 생활 습관을 개선해 정상적인 간으로 돌아왔다!

### : 70대 여성 F씨

F씨는 근처 병원의 소개로 제 병원에 온 환자였습니다. ALT 83, AST 54로 중증도의 지방간이었습니다. 첫 진료 때 이미 간에 염증이 있었고 섬유화 징후가 보였습니다. 지방간염이 심각한 상태로 개선하지 않으면 간경변증으로 진행될 수 있는 상황이었습니다.

이야기를 들어봤더니 지금까지 다양한 스트레스와 고민이 있어서 단 음식을 먹으며 스트레스를 풀었다고 합니다. 집에는 손이 닿는 여기저기에 과자와 빵, 사탕, 과일 등이 있었고 스트레스가 쌓일 때마다 무의식적으로 입으로 가져갔다고 합니다. F씨는 이러한 습관을 쉽게 바꾸지 못했고 3년 후에 결국 초기 간경변증 진단을 받았습니다. 간 검사 사진을 함께 보면서 F씨는 정말 심각한 상황이라는 사실을 자각했습니다. 그 후 처음으로 간에 좋은 식사와 운동을 시작했습니다. 처음 병원에 오고 5년이 지난 지금 F씨는 간의 섬유화도 사라지고 거의 정상인 상태까지 회복했습니다.

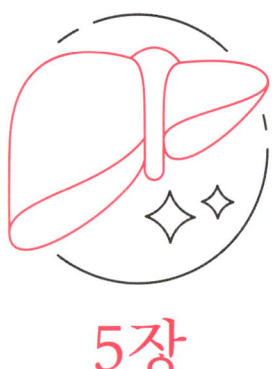

5장

> 간 건강
> 회복을 위한
> 15가지 새로운 상식

이제부터는 오래된 건강 상식에 얽매이지 말아야 합니다. 지방간의 원인과 관리법은 과거와 완전히 달라졌습니다. 예전에는 지방과 술이 문제라고 생각했지만, 오늘날 지방간의 주범은 탄수화물과 과당의 과잉 섭취입니다. 밥·빵·면·과자·각종 음료가 간에 지방을 쌓이게 하고, 결국 당뇨병과 심혈관 질환까지 유발합니다.

술을 무조건 끊는 것만이 정답은 아닙니다. 중요한 건 절제와 균형입니다. 적당한 음주는 혈류를 개선하고 스트레스를 완화해 건강에 도움이 될 수 있다는 연구 결과도 있습니다. 간 건강을 회복하려면 '나쁜 음식 줄이기'보다 '올바른 습관 익히기'가 중요합니다.

새로운 의학 지식을 받아들이고, 내 몸에 귀 기울이는 것이 회복의 첫걸음입니다. 간은 침묵하지만, 당신의 모든 생활 습관을 기억하고 있습니다. 오래된 상식에서 벗어나야 진짜 건강이 시작됩니다.

# 더 이상
# 오래된 상식에 얽매여서는
# 안 된다

지금까지 지방간 예방이 우리의 건강을 유지하는 데 매우 중요하다는 점과 간 기능을 유지하려면 탄수화물 섭취량을 조절하는 것이 중요하다는 점을 중심으로 설명했습니다. 아마도 제가 설명한 내용을 보면서 기존의 상식과는 다른 새로운 발견을 했을 것입니다.

하지만 아직 간을 빠르게 회복시키기 위해 기억해야 할 사항들이 몇 가지 남아 있습니다. 술, 칼로리, 영양제, 가공식품, 스트레스 등 일반적으로는 이러한 문제에 대해 오해하고 있는 사람들이 많고 그러한 오해가 간 건강을 회복하는 데 걸림돌이 되는 경우도 적지 않습니다.

예를 들어 간 건상을 되찾으려면 반사석으로 술을 줄여야겠다고 생각하는 사람이 많습니다. 하지만 술은 반드시 간에 나쁘

**다고만은 할 수 없습니다.** 물론 과음은 안 되지만 술은 건강에 도움이 되는 부분도 있습니다. 모든 음주자에게 금주, 절주, 간 휴식일 등의 대책이 필요한 것은 아닙니다.

술을 좋아하는 사람에게는 지금까지 상식이라고 믿었던 것과는 완전히 다른, 매우 고마운 정보가 아닐까요? 간 기능을 되찾기 위해 스트레스를 받으면서 술을 참았던 사람이라면 그 정보를 조금 더 빨리 알았어야 했다며 아쉬워할 수도 있습니다. 그래서 마지막 장에서는 간을 회복하기 위해 알아야 하는 새로운 상식을 정리해서 소개하겠습니다.

간 건강을 지키려면 업데이트된 새로운 지식을 습득하는 것이 중요합니다. 오래된 상식만을 계속 고집해서는 안 됩니다. 지금부터 소개하는 15가지 새로운 상식은 여러분들이 간 건강을 지키는 데 도움이 될 것입니다. 여러분도 꼭 이러한 새로운 상식을 습득해서 건강한 간을 오랫동안 유지하기를 바랍니다.

새로운 상식 ❶

# 술을 마시는 사람이 더 오래 살았다?

모두가 술은 건강에 좋지 않다고 단정 짓습니다. 물론 과음은 좋지 않습니다. 하지만 적당량을 마신다면 건강에 도움이 되기도 합니다. **술을 전혀 마시지 않는 사람보다 적당한 음주를 하는 사람의 사망률이 낮다**는 연구 결과가 있습니다. 이 연구는 사망률을 세로축으로 한 그래프의 모양이 알파벳 J와 비슷하다고 해서 J커브 효과라고 부릅니다. 뒷장의 위쪽 그래프를 보면 알코올 섭취량이 하루에 7~40g이면 술을 마시지 않는 사람보다 사망률이 낮고 수명이 더 깁니다.

대체 왜 술을 마시는 사람의 사망률이 낮은 것일까요? 그 이유는 적당한 음주가 혈류를 개선해 동맥경화 예방에 도움을 주기 때문입니다. 뒷장의 아래 그래프저럼 실제로 석낭량의 음주도 심근경색 등의 허혈 심장 질환이나 뇌경색 등의 뇌혈관 질환을 억제했다는 보고도 있습니다. 또 적당량의 음주가 혈당 상승을 막고 당뇨병 예방에도 도움이 된다는 사실도 이제는 정설로 받아들여지고 있습니다.

적당량의 음주는 지방간과 비만 개선에도 효과가 있습니다. 간이 알코올을 분해할 때 간 속의 당이 소비되어 중성지방이 줄어든다는 사실이 확인되었습니다. 다만 이러한 효과는 어디까지나 적당량을 마셨을 때 해당하는 일입니다. 적당량을 넘은 과도한 음주는 다양한 질환의 위험성을 높인다는 사실을 절대 잊어서는 안 됩니다.

## 적당히 음주하는 사람이 장수한다?!

### 음주 습관과 전체 사망률 그래프(J커브 효과)

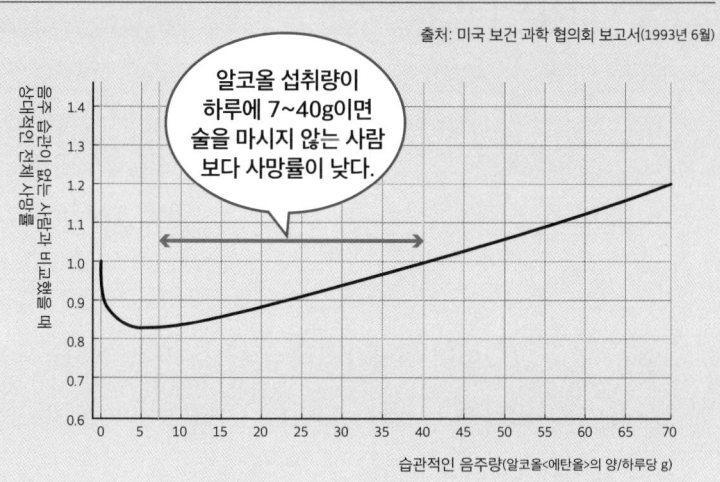

### 알코올 음용 빈도에 따른 허혈 심장 질환에 의한 사망률

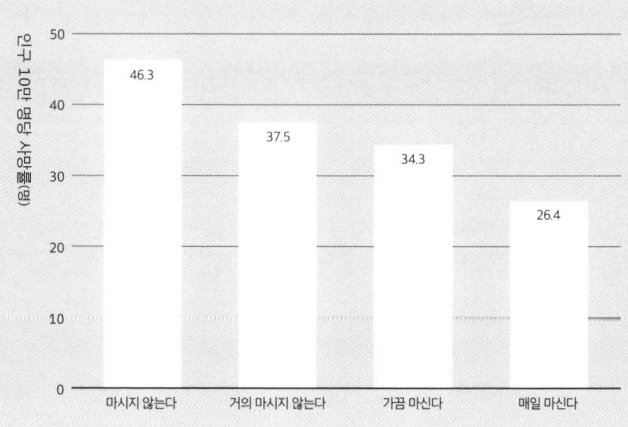

새로운 상식 ❷
# 술의 적당량은 사람마다 다르다

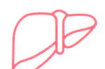

　　　　그렇다면 적당량의 술은 어느 정도일까요? 사실 이에 대해서는 다양한 견해가 있습니다. 예를 들어 보건복지부 산하의 한국건강증진개발원에서 정리한 음주 가이드라인에 따르면 생활습관병의 위험성을 높이는 하루 평균 순수 알코올 섭취량은 남성 40g 이상, 여성 20g 이상이라고 발표했습니다. 예전에는 순수 알코올양이 하루 60g 이상이면 과음이라고 보고 그러한 사람의 비율을 낮추는 것을 목표로 했지만, 그 비율이 좀처럼 줄어들지 않다 보니 이번 가이드라인에서는 그 기준을 하향 조정했습니다.

　하지만 우리가 기억해야 할 것은 적당한 음주량은 사람마다 다르다는 사실입니다. 원래 술이 강한지 아닌지는 80% 정도는 유전으로 정해지며 술에 강한 유전자를 가진 사람은 아세트알데하이드 분해 능력이 뛰어나서 술을 마셔도 얼굴이 빨갛게 변하지 않습니다. 한편 술을 마실 수는 있지만 그다지 술에 강하지 않은 사람은 아세트알데하이드 분해 능력이 떨어져 어느 정도 마시면 쉽게 얼굴이 빨개집니다. 그리고 전혀 마시지 못하는 사람은 아세트알데하이드 분해 능력이 거의 없어 술을 마시면 바로 얼굴이 빨갛게 변합니다.

다시 말해 유전적으로 술이 센 사람은 적당한 음주량도 상대적으로 많고 유전적으로 세지 않은 사람은 적당한 음주량의 기준도 낮습니다. 그래서 자신이 어떤 사람인지를 제대로 파악하고 자신에게 맞는 음주량을 파악하고 있어야 합니다.

앞에서 소개한 J커브 효과 그래프에 나타났듯이 하루의 순수 알코올양 7~40g이 건강에 도움이 되는 수준이라고 합니다. 순수 알코올 40g은 맥주는 생맥주잔 두 잔, 소주는 여섯 잔, 와인은 석 잔, 위스키는 온더록스로 석 잔, 막걸리는 다섯 대접 정도입니다. 어디까지나 참고 사항이지만 자신에게 맞는 양이 어느 정도인지 가늠하여 오래오래 건강하게 음주 생활을 즐기기 바랍니다.

새로운 상식 ❸
# 적당량이라면
# 매일 술을 마셔도 문제없다

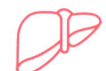

간 건강을 위해 일주일에 하루나 이틀 정도 간의 휴식일을 정해야 한다는 주장이 많이 있었습니다. 하지만 저는 이러한 상식도 잘못됐다고 생각합니다. 그 이유는 어제는 간에 휴식을 줬으니, 오늘은 마셔도 된다고 생각해 과음하면 의미가 없기 때문입니다. 간의 휴식일을 정해서 금주를 하면 오히려 그날 참았던 보상 심리로 인해 다음 날 과음하는 사람이 실제로 꽤 많습니다.

저는 간 휴식일은 불필요하다고 생각합니다. 알코올 섭취량은 일주일 단위로 관리하는 것이 가장 합리적입니다.

하루의 적당량이 순수 알코올 20g인 사람은 일주일 동안 140g 이내가 되도록 조절하면 되고 하루의 적당량이 순수 알코올 40g인 사람은 일주일 동안 280g을 넘지 않도록 하면 됩니다.

그렇게 한 주의 적정량을 지켜가며 술을 마신다면 매일 마셔도 문제없고 간의 휴식일을 정할 필요도 없습니다.

그리고 주말에 모임이 있을 때는 평일에 평소보다 반 정도 덜 마시고 주말에 더 마시는 식으로 일주일 단위로 조절하며 관리할 수 있습니다. 저는 오히려 그렇게 마시는 편이 스트레스도 덜 받고 결과적으로 건강에 도움을 주면서 음주를 즐길 수 있다고 생각합니다. 여러분들도 꼭 그런 식으로 음주 방식을 바꿔보기를 바랍니다.

## 하루의 적당한 알코올 양은?

### 순수 알코올 40g의 기준

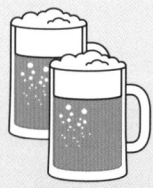

생맥주잔 두 잔,
캔맥주 두 캔

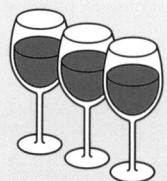

와인 석 잔
(125mL 잔 기준)

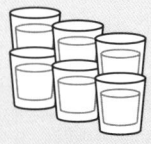

소주(16%)
여섯 잔

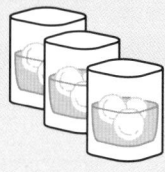

위스키(43%)
온더락스 석 잔

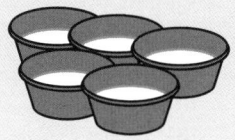

막걸리 다섯 대접
(150mL 대접 기준)

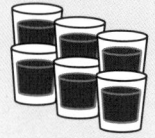

복분자주(15%)
여섯 잔(소주잔 기준)

---

### 순수 알코올양 계산 방법

술의 도수(%) × 술의 양(mL) × 0.8 ÷ 100
= 순수 알코올양(g)

예) 도수 40%의 위스키 50mL는……

40 × 50 × 0.8 ÷ 100 = 16g

새로운 상식 ❹
# 술 때문에 살찐다는 말은 거짓?

　　　　맥주 때문에 배가 나왔다거나 술 때문에 살이 쪘다는 말이 있습니다. 실제로 술을 좋아하는 사람 중에는 배가 나온 사람이 꽤 많습니다. 그래서 술을 많이 마시면 살이 찐다는 것도 상식처럼 통용되고 있습니다. 그런데 정말 그럴까요?

　술은 의외로 칼로리가 높습니다. 맥주 500mL는 약 200kcal인데 밥 한 공기 정도에 해당하는 수치입니다. 이것을 계속 마시면 당연히 살이 찐다고 생각하는 사람도 많지만 알코올 자체의 칼로리 때문에 비만이 되는 경우는 없습니다.

　왜냐하면 알코올에 포함된 에너지 대부분이 바로 열량으로 방출되기 때문입니다. 방출되어 체내에서 에너지로 활용되지 않기 때문에 알코올은 빈 칼로리Empty Calories라고 불립니다. 술을 아무리 많이 마셔도 그 에너지가 체내에 축적되지 않아서 술 때문에 살이 찐다는 말은 거짓입니다.

그렇다면 술을 자주 마시는 사람 중에 왜 비만한 사람이 많을까요? 사실 원인은 알코올이 아니라 함께 먹는 안주입니다. 술을 자주 마시는 사람이 살이 찐 이유는 90% 정도가 안주 때문이라고 해도 될 정도입니다. 특히 탄수화물이 많은 안주는 주의해야 합니다. 술집에 있는 메뉴인 감자튀김, 피자, 나초, 파전, 면 요리, 과일 등을 조심해야 합니다. 이러한 안주에 포함된 탄수화물은 술과 함께 먹으면 흡수가 더 잘 됩니다. 실컷 먹고 마신 후에 마무리로 라면까지 먹으면 당연한 말이지만 상당한 양의 탄수화물을 섭취하게 됩니다. 이렇게 안주에 들어 있는 탄수화물이 중성지방으로 변환되어 피하 지방과 내장 지방, 간의 지방으로 계속 쌓여가는 것입니다.

음식에 들어 있는 탄수화물 외에도 칵테일, 하이볼, 매실주 등 달콤한 술에 있는 탄수화물도 원인일 수 있습니다. 이러한 알코올에는 과즙과 과당-포도당-액당 등이 포함되어 있습니다. 이렇게 탄수화물이 잔뜩 들어간 술을 여러 잔 마시는 것은 주스나 달콤한 탄산음료를 마시는 것과 다를 바가 없습니다.

한편 술안주로 추천하는 메뉴는 연두부, 생선회, 닭요리, 견과류, 치즈, 달걀말이, 버섯구이, 채소 요리, 해초 샐러드, 차가운 토

마토 슬라이스 등으로 가능한 한 단백질과 식이섬유가 풍부한 식품이 좋습니다. 이러한 음식을 안주로 먹는다면 비만이나 지방간이 되는 일은 거의 없습니다.

**안주가 살이 찌는 원인이라고 해서 안주 없이 술을 마셔서는 안 됩니다.** 안주 없이 술만 마시면 간에 큰 부담이 됩니다. 특히 강한 술을 아무런 안주 없이 마시는 것은 **간을 괴롭히는** 일이라고 생각하면 됩니다. 그리고 술을 마실 때는 **틈틈이 물을 마시는 습관**을 들여야 합니다. 알코올에는 이뇨 작용이 있어서 마신 술보다 많은 양의 수분을 몸에서 배출시킵니다. 몸의 수분량이 줄어들면 혈중알코올농도가 높아져 쉽게 취하게 되고 숙취도 심해집니다. 따라서 알코올과 같은 양의 수분을 반드시 섭취해야 합니다. 물을 충분히 보충해가며 천천히 술을 즐기기 바랍니다.

새로운 상식 ⑤
# 간을 위해 먹어야 하는 식품과 피해야 하는 식품을 기억하자

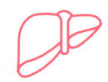

비만과 지방간, 당뇨병을 예방하려면 피해야 하는 음식과 적극적으로 먹어야 하는 음식을 알아야 합니다. 우선 피해야 하는 음식을 살펴보겠습니다.

물론 가장 주의해야 하는 것은 탄수화물 과잉 섭취입니다. 앞서 말했듯이 밥, 빵, 국수 등을 주식으로 먹을 때는 10~20% 정도 양을 줄이는 것이 좋습니다. 또 과일과 단 음식은 피할 수 있다면 최대한 피해야 합니다. 과일을 먹을 때는 가끔 적은 양만 먹는 편이 좋습니다. 주스, 이온 음료, 유산균 음료 등 달콤한 음료를 습관적으로 먹어서도 안 됩니다. 가끔 소량을 마시는 정도라면 상관없지만 평소에는 물, 차, 아메리카노 등 달지 않은 음료를 마시도록 합니다. 이렇게 평소에 밥, 과일, 달콤한 음료수 이 세 가지를 신경 쓴다면 꽤 많은 양의 탄수화물을 줄일 수 있습니다.

간식으로 빵, 과자, 사탕, 과즙이 들어간 젤리, 케이크, 쿠키, 아이스크림을 많이 먹는 사람도 이것들을 되도록 줄이려고 노력해야 합니다. 완전히 끊지는 못하더라도 매일 이러한 음식들을 무의식적으로 먹는 습관은 고쳐야 합니다. '하루에 하나만 먹는다.' '달콤한 과자는 가끔 자신에게 선물을 주고 싶을 때 먹는다.'와 같이 나름대로 기준을 정해서 지나치게 많이 섭취하지 않도록 노력해야 합니다.

감자, 고구마, 당근, 연근 등의 뿌리채소도 탄수화물이 많은 식품으로 알려져 있습니다. 이러한 사실을 기억하고 조심해야 합니다. 그리고 간과하기 쉬운 것이 바로 조미료입니다. 설탕과 꿀에도 탄수화물이 많으며 맛술, 육수, 불고기소스, 돈가스소스, 달콤한 드레싱에도 꽤 많은 양의 탄수화물이 포함되어 있습니다. 지나치게 예민해질 필요는 없지만 이것들도 지방간과 비만, 당뇨병이 걱정된다면 사용량과 사용 빈도를 줄이는 것이 좋습니다.

다음으로는 적극적으로 섭취해야 하는 식품에 관해서 이야기해 보겠습니다. 가장 먼저 섭취해야 하는 식품은 고기, 생선, 대두식품, 달걀, 치즈 등의 단백질입니다. 탄수화물을 줄인 만큼 단백질을 충분히 섭취해 전체적인 식사량은 줄어들지 않도록 하는 것이 중요합니다. 나중에 또 설명하겠지만 단백질 섭취는 알부민이라고 하는 물질을 유지하는 데 꼭 필요합니다. 알부민을 충분히 섭취해 몸의 영양분과 근육량이 제대로 유지되도록 해야 합니다. 그러려면 반드시 매일 단백질이 많이 들어간 식품을 섭취하는 것이 좋습니다.

또 채소, 버섯류, 해조류 등의 식이섬유도 충분히 섭취해야 합니다. 식이섬유는 장내 환경을 개선하는 데 도움이 됩니다. 장내 환경이 건강하게 유지되어 변비가 없어지면 간에도 좋은 영향을 줍니다. 장 건강뿐만 아니라 간 건강을 지킨다는 생각으로 채소, 버섯, 해조류를 잘 챙겨 먹어야 합니다.

추천하는 조미료는 식초, 올리브오일, 마요네즈 등이 있습니다. 식초에는 간의 지방과 내장 지방을 없애주는 효과가 있고 올리브오일은 지방 연소에 도움이 됩니다. 마요네즈를 많이 먹으면 살찐다고 생각하는 사람이 있는데 사실은 반대입니다. 혈당이 높아지는 것을 막아 인슐린 분비를 억제하고 **탄수화물이 중성지방으로 변환되는 것을** 예방하는 효과가 있습니다.

식초를 사용한 초무침 요리를 하거나 올리브오일로 고기나 생선 요리를 하면 좋습니다. 마요네즈는 샐러드를 먹을 때는 물론이고 치킨이나 삶은 달걀, 채소 등 다양한 식품에 발라서 먹는 것을 추천합니다.

## 간을 위해 섭취해야 하는 식품

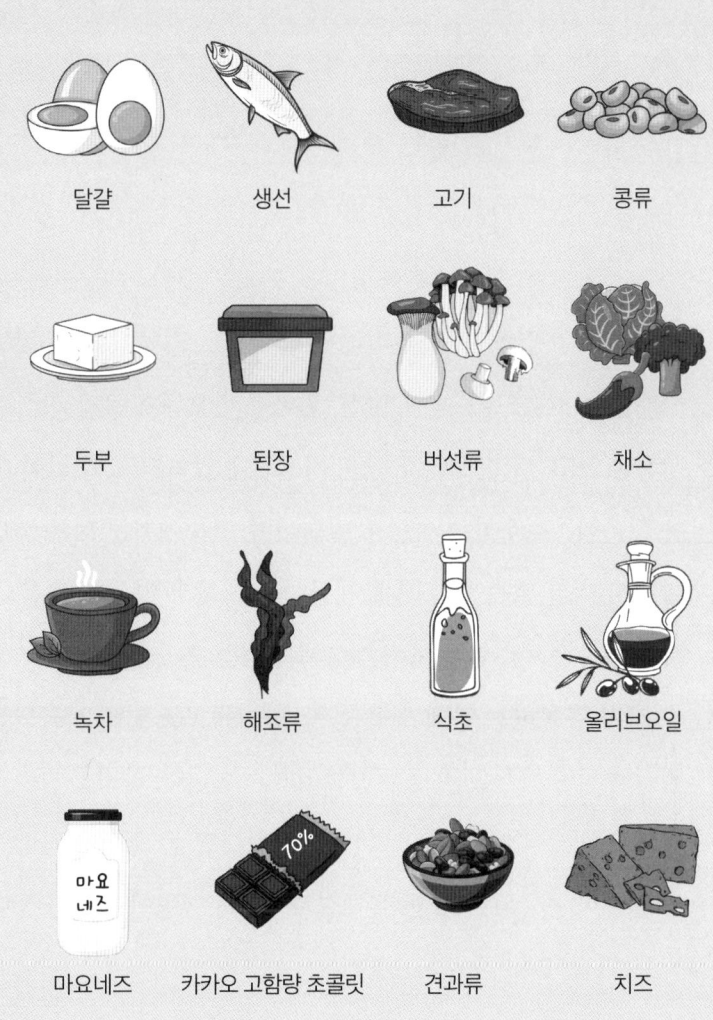

203

**새로운 상식 ❻**
# 칼로리 계산은 이제 그만!

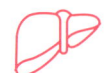

앞에서 간을 위해 적극적으로 먹어야 하는 식품을 소개했습니다. 고기, 생선, 달걀, 유제품, 마요네즈 등입니다. 추천 식품을 보고 '다 칼로리가 높은 식품인데 많이 먹으면 살이 찌지는 않을까?' 걱정하는 사람도 있습니다. 그중에서는 너무 걱정한 나머지 매일 먹는 칼로리를 계산하는 사람도 있을지 모릅니다. 하지만 사실 이러한 칼로리 계산에는 맹점이 있습니다.

제가 추천하는 간에 좋은 음식, 다이어트를 위해 적극적으로 먹어야 하는 음식들은 모두 칼로리가 높습니다. 하지만 칼로리가 높다고 해서 먹지 않거나 먹는 양을 줄이면 몸에 필요한 영양분이 충분히 공급되지 않습니다. 결과적으로 영양이 부족한 상태가 될 수 있습니다.

특히 고기, 생선, 달걀, 유제품 등에 풍부한 단백질이 부족해지면 알부민 수치가 낮아져 근육량이 줄고 영양실조를 일으키기도 합니다. 다이어트를 하는 사람의 경우, 단백질 섭취량이 부족하면 근육과 영양 부족으로 인해 기아 상태에 빠지고 본능적인 위기감으로 인해 폭식하게 되어 결국 요요 현상을 겪게 됩니다. 요요가 발생하면 체중이 예전보다 더 늘어나 몸과 마음에 큰 타격을 입을 수 있습니다.

따라서 지방간을 치료하고 다이어트에 성공하고 싶다면 칼로리를 기준으로 삼지 말아야 합니다. 여러분 중에는 '고칼로리 음식=살이 찐다' '저칼로리 음식=살이 빠진다'라고 단순하게 생각하는 사람이 있는데 그러한 발상은 그만두어야 합니다. 칼로리 계산은 물론이고 칼로리를 기준으로 식품을 선택하려는 생각 자체를 버리라는 말입니다.

지방간과 비만을 개선하는 데 칼로리 제한이 무의미하다는 것은 고칼로리 식사를 했을 때와 고탄수화물 식사를 했을 때 혈당 상승 정도를 보면 명확하게 알 수 있습니다. 뒷장의 그래프를 보면 고칼로리 식사인 서로인 스테이크(160g)를 먹었을 때는 식후 혈당치에 거의 변화가 없었지만, 고탄수화물 식사인 삼각김밥 세 개와 캔 커피를 먹었을 때는 식후 혈당이 급격히 올라간다는 사실이 확인되었습니다. 고칼로리인 스테이크는 탄수화물이 거의 없어서 혈당이 크게 올라가지 않습니다. 반면 삼각김밥은 칼로리가 낮지만 탄수화물의 집합체입니다. 그래서 먹으면 바로 혈당이 올라갑니다.

줄여야 하는 것은 칼로리가 아니라 탄수화물입니다. 삼각김밥을 먹었을 때처럼 혈당이 급격히 올라가면 인슐린이 대량으로 분비되고 그것이 신호가 되어 여분의 탄수화물이 계속해서 중성지방으로 변환됩니다. 그리고 그 지방의 축적이 지방간과 비만의 원인이 됩니다.

최근 큰 인기를 끌고 있는 '제로 칼로리', '제로 슈거' 음료와 식품들도 주의해야 합니다. 설탕을 빼서 칼로리는 제로에 가깝게 줄였지만, 설탕 대신 사용된 인공 성분들이 간 기능에 부담을 줄 수 있다는 연구 결과들이 속속 나오고 있습니다. 어떤 인공감미료는 설탕보다 더 급격히 인슐린 수치를 높이는 결과를 보였으며 심혈관 질환을 유발한다는 연구 결과도 있습니다.

여러분들도 이러한 메커니즘을 제대로 이해하고 지방간과 비만 개선에 힘써야 합니다. 어디까지나 음식 선택의 기준은 칼로리가 아니라 탄수화물의 양과 혈당 상승 여부라고 생각해야 합니다.

## 칼로리를 신경 쓰는 것은 무의미하다

### 고칼로리 식사와 고탄수화물 식사를 했을 때의 혈당치 변화

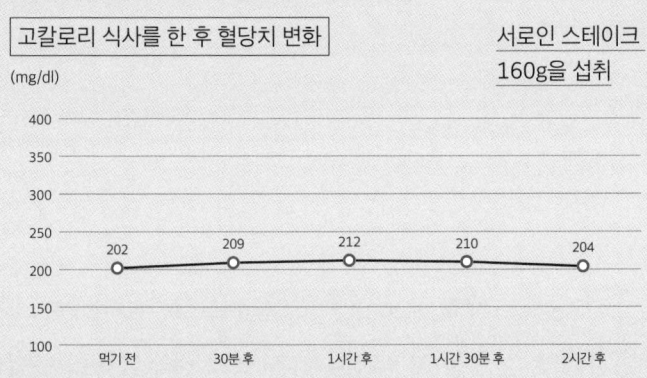

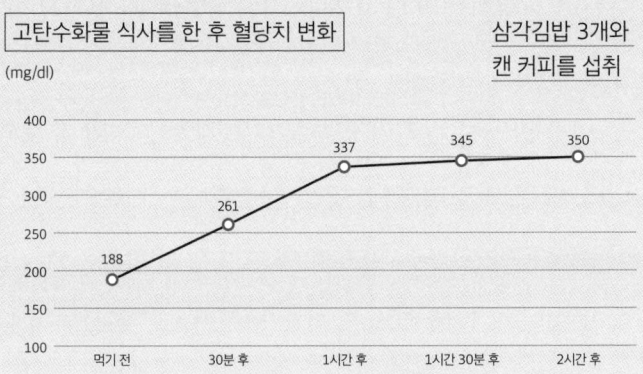

| 칼로리가 아니라 탄수화물의 양을 기준으로 식품을 선택하는 것이 중요하다.

출처: 구리하라 클리닉 도쿄 니혼바시 조사

**새로운 상식 ❼**
# 간에 좋지 않은 술을 찾아내는 법

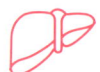

사실 술 중에도 간에 좋은 술과 간에 좋지 않은 술이 있습니다. 그것을 구분하는 기준 역시 탄수화물의 양입니다. 가능하면 탄수화물의 양이 적은 술을 선택하는 것이 간에 대한 부담을 줄이는 방법입니다.

널리 알려진 것처럼 알코올은 크게 양조주와 증류주로 나뉩니다. 맥주, 막걸리, 와인 등의 양조주에는 탄수화물이 포함되어 있습니다. 반면 소주, 위스키, 보드카 등의 증류주에는 탄수화물이 없습니다. 간에 부담을 적게 주려면 탄수화물이 없는 증류주를 선택하는 것이 좋습니다.

다만 증류주라고 하더라도 과일소주나 하이볼 같은 칵테일에는 과즙과 혼성주$^{Liqueur}$를 섞은 것이 많아 과당-포도당-액당이 들어가는 경우가 많습니다. 증류주를 희석해서 마실 때는 섞는 음료의 탄수화물 양도 확인해야 합니다.

또 최근에는 알코올 도수를 낮춰서 주스처럼 달콤하고 잘 넘어가는 캔 칵테일이 많이 발매되었습니다. 앞에서도 언급했듯이 이렇게 탄수화물이 많은 술을 매일 마시면 그것만으로도 지방간이 생길 수 있습니다. 과실주나 캔 칵테일처럼 **단맛이 나는 술은 간에 좋지 않다**는 사실을 기억하길 바랍니다.

그리고 간에 더 위험한 것이 도수는 높지만 맛은 달콤한 술입니다. 최근 저렴한 데다가 달콤해서 잘 넘어가고 도수가 세서 금방 취한다고 인기가 많은데 높은 도수의 술을 음료수처럼 마시면 간에 큰 타격을 줄 수 있습니다. 예를 들어 도수가 9%인 캔 칵테일 500mL의 순수 알코올양은 36g이나 됩니다. 이는 도수 43% 위스키를 온더록스(30mL)로 3.5잔 마시는 것과 같은 양의 알코올입니다. 매일 여러 캔을 마신다면 알코올성 간 기능 장애가 올 수밖에 없습니다. 게다가 달콤한 술들은 과즙, 과일 향 첨가물, 과당-포도당-액당 등을 넣어 목 넘김을 좋게 만든 제품이 많습니다. 알코올 도수와 탄수화물 양을 봤을 때 반드시 피해야 하는 간에 해로운 술입니다.

**술이란 취하려고 마시는 것이 아니라 일상생활의 활력을 주기 위해 적당량을 오랫동안 건강하게 즐기는 것입니다.** 이러한 기본 원칙을 잘 지켜서 간을 보호하며 술을 즐기길 바랍니다.

새로운 상식 ❽
# 재첩, 간, 굴, 울금이 간에 좋지 않은 이유

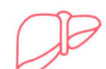

여러분 중에는 재첩, 간, 굴이 간에 좋다는 말을 굳게 믿고 있는 사람이 많을 것입니다. 또 간에 좋다고 해서 울금 성분이 들어간 건강 보조 식품이나 영양제를 먹는 사람도 있겠지요. 하지만 안타깝게도 저는 이러한 음식은 추천하지 않습니다.

왜냐하면 자주 섭취하면 약해진 간 기능을 더 악화할 가능성이 있기 때문입니다. 물론 아무런 효과가 없는 것은 아닙니다. 재첩의 오르니틴, 울금의 쿠르쿠민에는 숙취의 원인이 되는 아세트알데하이드를 분해하는 효과가 있기 때문입니다.

하지만 장점만 있는 것은 아닙니다. 재첩, 간, 굴, 울금에는 공통으로 철분이 많이 포함되어 있습니다. 이러한 식재료를 통해 **철분을 다량으로 섭취하면 활성산소가 많이 발생해 간에 염증을 일으킬 수 있습니다.** 재첩, 간, 굴은 요리해서 가끔 먹는 정도라면 전혀 문제가 없지만 건강식품으로 팔리고 있는 제품에는 성분이 농축되어 있어서 꾸준히 섭취하면 철분을 과잉 섭취할 수 있으므로 주의해야 합니다.

울금이 들어간 건강 보조 식품을 먹을 때도 철분 과잉 섭취에 주의해야 합니다. 시중에 팔리는 울금이 들어간 건강식품이나 영양제 중에는 철분을 제거한 것도 있지만 한방 보조 식품 중에는 ==효과가 너무 강력해 철분을 제거했다고 하더라도 간에 부담을 주는 제품==도 있습니다.

실제로 간 건강을 위해 먹었던 음식이나 건강 보조 식품이 반대로 간 기능을 손상시킨 사례도 있었습니다. 그만큼 간 기능 회복이라는 광고 문구가 붙어 있는 건강 보조 식품이나 영양제는 신중하게 선택해야 합니다. 저는 건강 보조 식품이나 영양제에 의존하기보다는 평소 식사에 더 신경 써서 생활 습관을 개선하는 것이 간 건강을 되찾는 지름길이라고 생각합니다.

새로운 상식 ❾
# 식초를 첨가한 낫토가 간 건강에 좋다

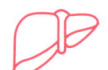

제가 가장 추천하는 간 건강에 도움이 되는 메뉴를 소개하겠습니다. 바로 **식초를 첨가한 낫토**입니다. 시중에 판매하는 낫토 한 팩에 소스 대신에 식초를 뿌리면 됩니다. 사실 이 메뉴를 하루에 한 번 먹기만 해도 ALT 수치가 떨어져 지방간을 개선한 환자도 많이 있습니다. 저도 이 식초를 뿌린 낫토의 엄청난 효과에 놀랄 정도였습니다.

낫토에 넣는 식초는 쌀 식초, 현미로 만든 흑초 등 어떤 종류든 상관없으므로 취향에 맞는 식초를 넣으면 됩니다. 최근에는 식초에 당을 첨가해 목 넘김을 좋게 만든 제품도 많이 있어서 되도록 당류가 들어가지 않은 제품을 선택하길 바랍니다.

원래 식초에 포함된 초산과 구연산<sup>Citric Acid</sup>에는 간에서 지방을 대사하는 데 필요한 효소를 활성화하는 기능이 있습니다. 실제로 살이 찐 사람이 식초를 꾸준히 복용한 결과 내장 지방이 줄었다는 연구 결과도 있습니다. **식초는 다이어트나 지방간 치료에 도움이 되는 추천 식품입니다.**

물론 낫토도 식초에 버금갈 정도로 건강에 좋은 효과가 있습니다. 낫토 대두 단백질의 주성분인 베타 콘글리시닌$^{Beta-conglycinin}$에는 내장 지방과 혈중 중성지방을 줄이는 효과가 있습니다. 또 낫토의 대두 사포닌은 지방 연소를 돕는 아디포넥틴$^{Adiponectin}$이라고 하는 물질의 분비를 촉진합니다. 이 아디포넥틴에는 강력한 항산화 작용이 있어서 간의 염증을 억제합니다.

시중에 판매하는 낫토 팩에는 달콤한 소스가 담겨 있습니다. 이러한 **소스에는 몸에 해로운 과당-포도당-액당이 들어가 있습니다.** 소스 대신에 식초를 사용하면 과당-포도당-액당의 나쁜 성분은 섭취하지 않고 식초의 긍정적인 효과를 누릴 수 있습니다. 여러분도 식초와 낫토의 조합으로 건강 효과를 최대한 끌어올리기 바랍니다. 지방간과 비만, 당뇨병이 우려되는 사람도 걱정 없이 먹을 수 있는 좋은 메뉴이므로 습관화하면 좋습니다.

새로운 상식 ❿
# 지방간과 비만을 예방하는 '젓가락 놓기 식사법'

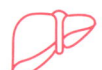

앞 장에서 7가지 지침을 소개할 때 천천히 꼭꼭 씹어 먹는 것이 중요하다고 말했습니다.

이것을 제대로 실천하기 위해 제가 예전부터 추천했던 방법이 '**젓가락 놓기 식사법**'입니다.

우선 젓가락 받침대를 준비합니다. 그리고 식사할 때 한입 먹고나서 젓가락을 내려놓고 **씹는 동안은 젓가락을 들지 않는 식사법**입니다. 음식을 제대로 맛보면서 30회 정도 천천히 씹고 삼킨 후, 호흡을 한 번 하고 젓가락을 들도록 해주세요. 사실 단순한 건강법이기는 하지만 이것을 습관화하면 지방간과 비만을 예방하는 효과가 매우 큽니다.

앞서 말했듯이 천천히 충분히 씹으면 혈당이 급상승하는 것을 막고 인슐린 분비를 줄여 지방이 쉽게 축적되지 않습니다. 잘 씹으면 호르몬 분비가 활성화하여 식욕을 억제하고 적당량의 식사만으로 포만감을 느낄 수 있습니다. 또한 타액이 충분히 분비되어 잇몸병을 예방하고 소화와 호흡 기능도 좋아집니다. 한입 먹을 때마다 젓가락을 내려놓는 습관을 들이면 매우 큰 건강 효과를 누릴 수 있습니다.

성격이 급한 사람은 한입 먹고 젓가락을 내려놓는 것이 너무 번거롭고 귀찮다고 생각할 수도 있습니다. 그런 사람은 **처음에는 두세 입 정도 먹고 젓가락을 내려놓는 것부터 시작**하면 됩니다. '음식을 입으로 가져간다→젓가락을 놓는다→30번 씹는다' 이러한 리듬에 익숙해지면 조금씩 불편함은 사라지고 여유 있게 식사를 즐길 수 있게 될 것입니다. 여러분도 이 식사법을 활용해 천천히 꼭꼭 씹어 먹을 때의 건강 효과를 충분히 누리기를 바랍니다.

새로운 상식 ⑪

# 마른 지방간을
# 개선하는 방법은?

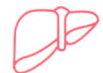

지방간은 비만한 사람이 걸리는 병이라고 생각하는 사람이 많습니다. 하지만 말라도 지방간이 있는 사람이 꽤 있습니다. 마른 편이고 술도 많이 마시지 않는데 건강검진에서 간 기능 수치가 좋지 않아 지방간 진단을 받기도 합니다.

마른 편인데 왜 간에 지방이 쌓여 있는 것일까요? 주요 원인은 **근육량이 적기 때문입니다.**

원래 근육은 체내에 남은 탄수화물을 필요할 때를 대비해 에너지로 저장해두는 역할을 합니다. 여분의 포도당을 글리코겐으로 바꿔서 근육에 저장합니다. 한 마디로 근육은 탄수화물을 보관하는 창고입니다. 마르고 근육량이 적으면 저장할 수 있는 탄수화물의 양도 적다는 의미입니다. 그러한 상황에서 대량의 탄수화물을 먹으면 어떻게 될까요? 당연히 창고에 다 저장되지 못한 탄수화물이 남아돌게 되고 여분의 탄수화물이 중성지방으로 변환됩니다. 그렇게 갈 곳이 없어진 지방이 결국 간으로 모여 지방간이 생기는 것입니다.

말랐는데도 지방간이 있는 사람은 달콤한 간식이나 음료를 자주 마시는 경향이 있습니다. 한마디로 남은 탄수화물 에너지를 저장할 수 있는 공간이 적은데도 불구하고 매일 간식 등으로 많은 양의 탄수화물을 공급하고 있는 것입니다. 이러한 사람들이 지방간을 치료하려면 감량보다는 근육량 증가가 우선시되어야 합니다. 왜냐하면 갑자기 밥이나 식사량을 줄이면 근육이 더 줄어들어 오히려 지방간이 악화할 가능성이 있기 때문입니다.

이때는 다이어트보다는 우선 근력 운동을 해야 합니다. 근력 운동이나 걷기 운동을 통해 근육이라는 탄수화물 저장 창고의 용량을 확실하게 늘려서 간에 쌓인 지방을 없애야 합니다.

새로운 상식 ⓬
# 고령자가 챙겨야 하는
# 혈액검사 수치는 알부민이다

나이가 들면 하루를 살아가기 위한 에너지와 활력이 떨어지기 시작합니다. 다만 지금 자신이 어느 정도의 에너지가 있고 얼마나 쇠약해졌는지 스스로 알아차리기는 힘듭니다. 하지만 건강검진의 혈액검사 데이터를 보면 자신의 상태를 객관적으로 파악할 수 있습니다. 바로 알부민 수치가 그 지표가 됩니다.

알부민은 간에서 만들어지는 단백질 중 하나입니다. 혈액 안에서 다양한 물질과 결합해 영양소를 몸의 목적 부위로 운반하는 것이 주요 역할입니다. 간단히 말해서 알부민이 장기에 영양소를 잘 운반하면 그 장기에는 활력이 생기고 반대로 알부민이 영양소를 잘 운반하지 못하면 그 장기는 활력을 잃게 됩니다. 혈액 속에 알부민이 많은 사람은 모든 장기가 제대로 역할을 할 수 있어서 활력이 넘치고 반대로 혈액 속 알부민이 적으면 장기가 활력을 잃고 전체적으로 몸이 약해집니다. 이렇게 혈액 속 알부민 수치는 그 사람의 건강을 나타내는 척도가 됩니다.

예를 들어 알부민은 영양실조인지를 판단할 때도 중요한 지표가 됩니다. 최근 고령자를 중심으로 식사량이 줄어 저영양 상태가 되는 사람이 늘어나고 있습니다. 그러한 사람들을 대상으로 의료 기관에서 혈액검사를 실시해 알부민 수치가 낮으면 신종 영양실조라고 진단하기도 합니다. 혈액 중 알부민 수치가 낮으면 영양소가 충분하지 않다는 것을 의미합니다.

또 알부민은 근육량과도 깊은 관련이 있습니다. 알부민이 충분하면 근육량이 늘어 대사도 활발해집니다. 한편 알부민의 양이 적으면 근육량이 줄어들고 있다는 것을 의미하며 지나치게 낮으면 근육감소증 및 노쇠 등 신체 기능 저하를 의심해야 합니다.

또 알부민은 뼈가 얼마나 튼튼한지, 피부에 광택이 있는지, 머리카락이 건강한지, 면역력이 좋은지 등 몸의 다양한 부위의 건강 상태에도 영향을 줍니다. 한 마디로 건강 지수, 노화 지표라고 할 수 있으며 알부민 수치가 높은지 낮은지에 따라 그 사람의 건강 상태가 지금 어떤 단계인지 알 수 있습니다.

당연한 말이지만 알부민 수치는 인간 수명의 척도가 됩니다. 실제로 일본 도쿄도의 건강 장수 의료센터 연구소가 실시한 연구 조사에 따르면 혈중 알부민 수치가 낮은 사람은 사망 위험성이

**높다**고 합니다. 이것은 반대로 알부민 수치가 높은 사람일수록 오래 산다는 의미이기도 합니다.

    그렇다면 건강 지수인 알부민 수치를 높이려면 어떻게 해야 할까요? 고기와 달걀 등의 동물성 단백질을 먹는 것이 중요합니다. 단백질 중에서도 특히 고기를 잘 챙겨 먹어야 합니다. 고령이라서 고기를 먹기 힘든 사람은 달걀도 좋습니다.

    평소에 동물성 단백질을 충분히 섭취하면 간에서 알부민이 많이 생성되어 혈액 속으로 보내집니다. 고기와 함께 하루에 2~3개의 달걀을 먹으면 알부민 수치는 자연스럽게 올라가고 건강 지수도 함께 상승합니다.

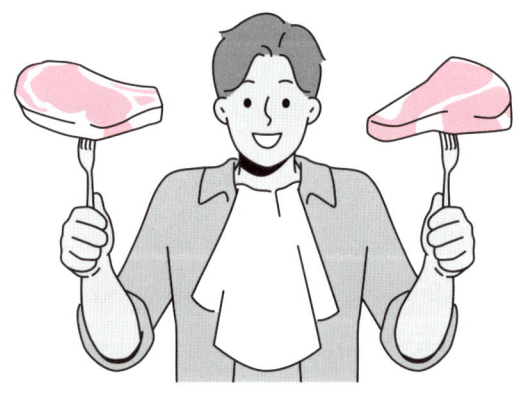

## 알부민 수치를 높이자

### 알부민 수치와 몸 상태와의 관계

| 알부민 수치(g/dl) | 몸 상태 |
|---|---|
| ~3.6 | 몸의 기능이 쇠약해진다. |
| ~4.1 | 신종 영양실조 |
| ~4.4 | 근육이 늘어나기 시작한다. |
| ~4.6 | 피부에 윤기가 난다. |
| ~4.7 | 머리카락이 건강해진다. |
| ~4.8 | 손톱이 깔끔해진다. |
| ~5.0 | 표정에 생기가 돈다. |
| 5.0 이상 | 이상적인 수치 |

고령층은 4.4 이상을 목표로 해야 한다.

저자 연구 자료

### 알부민 수치가 낮은 사람은 사망 위험성이 높다

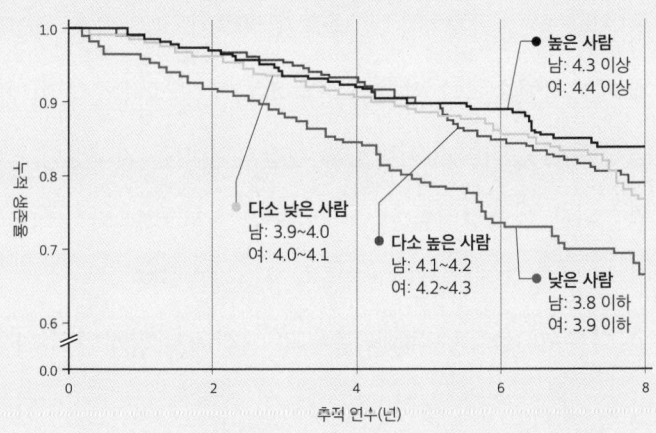

도쿄도 고가네이시 및 난가이무라의 재택 고령자 1,048명을 8년 동안 추적 조사
출처: 도쿄도 건강 장수 의료센터 연구소 <사회참가와 지역 보건 연구팀> 다니구치 유

달걀을 많이 먹으면 콜레스테롤 수치가 필요 이상으로 올라가지 않을까 걱정하는 사람이 있는데, 의학적으로 잘못된 정보입니다. 달걀을 먹는다고 콜레스테롤 수치가 필요 이상으로 높아지지 않으며 최근 연구에서는 콜레스테롤이 다소 높은 편이 오래 산다는 사실도 확인되었습니다.

제 병원에 허리와 다리가 약해져서 아들이 도와주지 않으면 걸을 수 없는 상태로 내원한 80대 환자가 있었습니다. 이번에도 안 되면 포기하겠다며 자포자기 상태로 왔는데 알부민 수치를 측정한 결과 3.3 정도로 매우 낮았습니다. 그래서 저는 그 환자에게 알부민 수치를 높이기 위해 하루에 다섯 개의 삶은 달걀을 먹으라고 조언했습니다.

그랬더니 어떻게 되었을까요? 한 달 후, 그 환자는 혼자 걸어서 병원에 왔고 얼굴색도 전보다 좋아져서 마치 다른 사람처럼 밝게 이야기했습니다. 달걀을 하루에 다섯 개씩 꾸준히 먹었더니 조금씩 몸이 움직이기 시작하고 건강과 활력을 되찾았다고 이야기했습니다. 혈액검사를 해보니 알부민 수치도 4.1까지 회복되었습니다. 두 달 후에는 무려 4.7까지 상승했습니다.

여러분도 고기와 달걀을 충분히 섭취해서 알부민 수치를 높여야 합니다. 고령층은 적어도 알부민 수치가 4.4는 되어야 합니다. 가능하다면 4.5를 목표로 하면 좋습니다. 알부민 수치를 높게 유지하는 것은 나이가 들면 들수록 더 중요한 의미를 가집니다. 그리고 간이 건강하면 알부민을 만드는 기능도 약해지지 않고 잘 유지됩니다. 이를 위해서라도 매일 간을 건강하게 관리해 간이 가진 힘을 충분히 발휘할 수 있도록 해야 합니다.

새로운 상식 ⓭

# 초가공식품의
# 인공첨가물에 주의한다

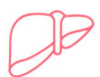

　　　　　　초가공식품에 대해서 잘 알고 있나요? 이것은 공업적인 제조법을 사용해 가공한 식품을 말하는 것으로 대부분 첨가당, 경화유, 유화제, 향미료, 착색료, 보존제와 같은 다양한 식품첨가물이 들어가 있습니다. 구체적인 식품을 예로 들자면 과자, 컵라면, 달콤한 빵, 소시지, 미트볼, 케이크, 쿠키 등 찾아보면 끝이 없습니다. 우리가 자주 먹고 있는 많은 식품이 초가공식품입니다.

　이러한 초가공식품에 들어 있는 첨가물 중에는 간에서 해독해야 하는 성분도 있어서 평소에 자주 섭취하면 간에 무리가 갑니다. 또 초가공식품에는 몸에 해로운 과당-포도당-액당이 들어가 있습니다. 앞으로 간 건강을 유지하기 위해 꼭 피해야 하는 식품입니다.

하지만 이러한 초가공식품을 모두 피하면 평소에 먹을 수 있는 것들이 거의 없습니다. 그래서 초가공식품을 완전히 먹지 말라는 것이 아니라 자신만의 규칙을 만들어서 되도록 줄이라는 말입니다.

예를 들어 '적어도 컵라면과 달콤한 빵은 먹지 않는다.' '이상할 정도로 상태가 오래 유지되는 식품은 보존제가 많이 들어가 있을 가능성이 높으므로 사지 않는다.' '과자는 작은 봉지에 든 것을 산다.' 등 나름대로 자신에게 맞는 기준을 설정해서 먹는 양을 줄여야 합니다.

저는 마트와 편의점에서 식품을 살 때 반드시 성분 표시를 확인합니다. 그런 다음 과당-포도당-액당이 들어 있거나 ○○료, ○○제 등의 인공첨가물이 많이 들어 있으면 그 식품은 사지 않습니다. 이러한 사소한 습관만으로도 인공첨가물과 과당-포도당-액당의 양을 많이 줄일 수 있습니다. 늘 고민하면서 나름대로 방법을 찾아 초가공식품의 섭취를 줄여야 할 것입니다.

새로운 상식 ⑭
# 지나친 다이어트도 지방간을 부른다

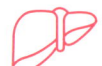

　　이 책에서 지금까지는 탄수화물의 과잉 섭취가 지방간의 원인이며 개선하는 방법으로 평소에 섭취하는 탄수화물의 양을 줄여야 한다고 설명했습니다. 하지만 무엇이든 지나치면 좋지 않기 때문에 탄수화물을 극도로 제한하는 극단적인 다이어트를 하면 반대로 지방간이 생기기도 합니다.

　이러한 상태를 '저영양성 지방간' 또는 '다이어트 지방간'이라고 부릅니다. 왜 이런 일이 생기는 것일까요? 원래 **체내의 중성지방은 음식물을 섭취하지 못하게 되었을 때를 대비한 비상용 에너지로 저장되는 것입니다.**

　그런데 탄수화물을 거의 먹지 않을 정도로 과도하게 제한하면 몸에서 필요한 영양분이 부족해지고 간에 저장되는 중성지방도 극단적으로 줄어듭니다. 정작 중요한 순간을 위해 저장해두는 에너지 비축분까지 모두 고갈되는 것입니다. 비상용 에너지가 부족해지면 우리 몸은 기아 상태라고 판단해 에너지 비축량을 늘리려고 합니다. 그리고 몸속의 중성지방을 간으로 보냅니다. 그 결과 지방이 간에 집중되어 지방간이 생깁니다.

또 최근 연구에 따르면 과도한 식사 제한으로 인해 단백질이 부족해지면 호르몬 균형이 무너져 영양소 대사 기능이 떨어지고 결국 지방이 쉽게 쌓이는 몸으로 변하게 된다고 합니다. 그래서 지나친 다이어트와 극단적인 식사 제한은 금물입니다.

탄수화물이 지방간과 당뇨병을 비롯한 다양한 질병의 원인이기는 하지만 탄수화물 섭취를 극단적으로 제한해서는 안 됩니다. 탄수화물은 몸과 뇌를 움직이는 중요한 에너지원이기 때문입니다. 그러한 에너지원을 마음대로 끊어버리면 오히려 건강에 나쁜 영향을 줍니다.

탄수화물을 줄이더라도 10~20% 정도만 줄이는 것으로 식사 습관을 바꾸어야 합니다. 무엇이든 극단적인 것은 좋지 않습니다. 하루에 너무 많지도, 너무 적지도 않은 양을 먹는 것이 건강에 가장 좋은 방법입니다.

새로운 상식 ⑮
# 간 건강을 회복하려면 자율신경도 안정화되어야 한다

지방간이거나 비만한 사람은 일상생활에서 다양한 스트레스를 받는 경우가 많습니다. 지방이 쉽게 쌓이고 살이 잘 찌는 이유는 스트레스로 인한 자율신경의 균형이 깨졌기 때문일 수도 있습니다. 잘 알려진 것처럼 자율신경에는 교감신경과 부교감신경이 있습니다. 교감신경은 일 때문에 긴장했을 때, 타인과 싸울 때와 같은 상황에서 활성화합니다. 이때 교감신경은 몸의 가속 버튼을 눌러서 **전투 모드**로 바꿉니다.

한편 부교감신경은 가족과 편하게 시간을 보내거나 잠을 잘 때 활성화합니다. 그럴 때 부교감신경은 몸에 제동을 걸어 심신을 **이완 모드**로 전환합니다.

그런데 이 두 가지 자율신경의 균형은 자칫하면 무너집니다. 예를 들어 낮에 일 때문에 문제가 생겨서 후배를 혼낸 날에는 집으로 돌아온 후에도 신경이 예민해져서 좀처럼 잠들지 못하기도 합니다. 흥분된 교감신경이 안정되지 않는 상황으로 자율신경의 균형이 무너졌다는 증거입니다. 이렇게 ==교감신경이 지나치게 우위에 서게 되면 혈관이 수축해 혈액의 흐름이 나빠지거나 장의 움직임이 둔해져 소화 기능이 떨어집니다. 그리고 몸이 차가워져 대사가 원활하게 이루어지지 않을 수 있습니다.== 그리고 이러한 상태가 계속되면 조금씩 지방이 쌓이기 쉬운 몸이 됩니다. 실제로 지방간과 비만한 사람은 교감신경만 항진되고 부교감신경은 제대로 작동하지 않는 경우가 많습니다.

깨진 자율신경의 균형을 맞추려면 일단 스트레스를 줄여야 합니다. 또 심신을 편안하게 만들어 교감신경을 자극하지 않도록 주의할 필요가 있습니다. 취미든 목욕이든 명상이든 다 상관없으니, 마음이 안정되는 방법을 찾아서 이완 모드를 유지할 것을 당부합니다.

그리고 자율신경은 매일 규칙적으로 생활하면 균형이 맞춰집니다. 업무의 전원을 끌 때와 켤 때를 명확하게 구분하기, 일찍 자고 일찍 일어나기, 수면 시간을 충분히 확보하기, 정해진 시간에 식사하기 등 일상생활을 규칙적으로 하는 것이 중요하다는 점을 꼭 기억해야 합니다.

**특별 부록**

# 주간
# 건강 습관
# 체크리스트

지금까지 이 책에서 소개한 간 건강을 되돌리는
생활 습관은 큰 변화나 어려움 없이 누구나 쉽게
따라 할 수 있는 작은 행동들입니다.
이것들은 매일 체크해 주간별로 관리할 수 있도록
돕는 체크리스트를 활용하면 더욱 편하게
간 건강을 돌볼 수 있을 것입니다.

## 체크리스트 활용법

**1**

체크리스트를 활용하는 방법은 간단합니다.
하루를 시작하기 전 체크리스트 목록을 훑어봅니다.
하루 동안 틈틈이 실천한 항목에 체크하거나,
잠자리에 들기 전 일괄 체크합니다.

**2**

술을 마신 날은 순수 알코올 섭취량을 계산해서 적습니다.
192쪽을 참고해 자신의 적정 알코올 섭취량을 판단하여
일주일 단위로 관리합니다.

**3**

주간 건강 습관 체크리스트는
링크북스의 네이버 블로그에서도
다운로드 받아 사용할 수 있습니다.

blog.naver.com/linkbooks23

# 주간 건강 습관
## Check list

| 월 | | |
|---|---|---|
| | 기상 직후 양치 | ✓ |
| | 아침 식전 고함량 카카오 초콜릿 5g | |
| | 하루 20분 이상 걷기 | |
| | 아침 슬로우 스쿼트 2~3세트 | |
| | 점심 식전 카카오 고함량 초콜릿 5g | |
| | 저녁 식전 카카오 고함량 초콜릿 5g | |
| | 저녁 슬로우 스쿼트 2~3세트 | |
| | 취침 직전 양치 | |
| | 순수 알코올 섭취량(mL) | |

| 화 | | |
|---|---|---|
| | 기상 직후 양치 | ✓ |
| | 아침 식전 고함량 카카오 초콜릿 5g | |
| | 하루 20분 이상 걷기 | |
| | 아침 슬로우 스쿼트 2~3세트 | |
| | 점심 식전 카카오 고함량 초콜릿 5g | |
| | 저녁 식전 카카오 고함량 초콜릿 5g | |
| | 저녁 슬로우 스쿼트 2~3세트 | |
| | 취침 직전 양치 | |
| | 순수 알코올 섭취량(mL) | |

| 수 | | |
|---|---|---|
| | 기상 직후 양치 | ✓ |
| | 아침 식전 고함량 카카오 초콜릿 5g | |
| | 하루 20분 이상 걷기 | |
| | 아침 슬로우 스쿼트 2~3세트 | |
| | 점심 식전 카카오 고함량 초콜릿 5g | |
| | 저녁 식전 카카오 고함량 초콜릿 5g | |
| | 저녁 슬로우 스쿼트 2~3세트 | |
| | 취침 직전 양치 | |
| | 순수 알코올 섭취량(mL) | |

| 목 | | ✓ |
|---|---|---|
| **기상 직후** 양치 | | |
| **아침 식전** 고함량 카카오 초콜릿 5g | | |
| **하루** 20분 이상 걷기 | | |
| **아침** 슬로우 스쿼트 2~3세트 | | |
| **점심 식전** 카카오 고함량 초콜릿 5g | | |
| **저녁 식전** 카카오 고함량 초콜릿 5g | | |
| **저녁** 슬로우 스쿼트 2~3세트 | | |
| **취침 직전** 양치 | | |
| **순수** 알코올 섭취량(mL) | | |

| 금 | | ✓ |
|---|---|---|
| **기상 직후** 양치 | | |
| **아침 식전** 고함량 카카오 초콜릿 5g | | |
| **하루** 20분 이상 걷기 | | |
| **아침** 슬로우 스쿼트 2~3세트 | | |
| **점심 식전** 카카오 고함량 초콜릿 5g | | |
| **저녁 식전** 카카오 고함량 초콜릿 5g | | |
| **저녁** 슬로우 스쿼트 2~3세트 | | |
| **취침 직전** 양치 | | |
| **순수** 알코올 섭취량(mL) | | |

| 토 | | ✓ |
|---|---|---|
| **기상 직후** 양치 | | |
| **아침 식전** 고함량 카카오 초콜릿 5g | | |
| **하루** 20분 이상 걷기 | | |
| **아침** 슬로우 스쿼트 2~3세트 | | |
| **점심 식전** 카카오 고함량 초콜릿 5g | | |
| **저녁 식전** 카카오 고함량 초콜릿 5g | | |
| **저녁** 슬로우 스쿼트 2~3세트 | | |
| **취침 직전** 양치 | | |
| **순수** 알코올 섭취량(mL) | | |

| 일 | | ✓ |
|---|---|---|
| **기상 직후** 양치 | | |
| **아침 식전** 고함량 카카오 초콜릿 5g | | |
| **하루** 20분 이상 걷기 | | |
| **아침** 슬로우 스쿼트 2~3세트 | | |
| **점심 식전** 카카오 고함량 초콜릿 5g | | |
| **저녁 식전** 카카오 고함량 초콜릿 5g | | |
| **저녁** 슬로우 스쿼트 2~3세트 | | |
| **취침 직전** 양치 | | |
| **순수** 알코올 섭취량(mL) | | |

# 주간 건강 습관
## Check list

**월**
- 기상 직후 양치 ✓
- **아침 식전** 고함량 카카오 초콜릿 5g
- **하루** 20분 이상 걷기
- **아침** 슬로우 스쿼트 2~3세트
- **점심 식전** 카카오 고함량 초콜릿 5g
- **저녁 식전** 카카오 고함량 초콜릿 5g
- **저녁** 슬로우 스쿼트 2~3세트
- **취침 직전** 양치
- **순수** 알코올 섭취량(mL)

**화**
- 기상 직후 양치 ✓
- **아침 식전** 고함량 카카오 초콜릿 5g
- **하루** 20분 이상 걷기
- **아침** 슬로우 스쿼트 2~3세트
- **점심 식전** 카카오 고함량 초콜릿 5g
- **저녁 식전** 카카오 고함량 초콜릿 5g
- **저녁** 슬로우 스쿼트 2~3세트
- **취침 직전** 양치
- **순수** 알코올 섭취량(mL)

**수**
- 기상 직후 양치 ✓
- **아침 식전** 고함량 카카오 초콜릿 5g
- **하루** 20분 이상 걷기
- **아침** 슬로우 스쿼트 2~3세트
- **점심 식전** 카카오 고함량 초콜릿 5g
- **저녁 식전** 카카오 고함량 초콜릿 5g
- **저녁** 슬로우 스쿼트 2~3세트
- **취침 직전** 양치
- **순수** 알코올 섭취량(mL)

| 목 | | |
|---|---|---|
| | 기상 직후 양치 | ✓ |
| | 아침 식전 고함량 카카오 초콜릿 5g | |
| | 하루 20분 이상 걷기 | |
| | 아침 슬로우 스쿼트 2~3세트 | |
| | 점심 식전 카카오 고함량 초콜릿 5g | |
| | 저녁 식전 카카오 고함량 초콜릿 5g | |
| | 저녁 슬로우 스쿼트 2~3세트 | |
| | 취침 직전 양치 | |
| | 순수 알코올 섭취량(mL) | |

| 금 | | |
|---|---|---|
| | 기상 직후 양치 | ✓ |
| | 아침 식전 고함량 카카오 초콜릿 5g | |
| | 하루 20분 이상 걷기 | |
| | 아침 슬로우 스쿼트 2~3세트 | |
| | 점심 식전 카카오 고함량 초콜릿 5g | |
| | 저녁 식전 카카오 고함량 초콜릿 5g | |
| | 저녁 슬로우 스쿼트 2~3세트 | |
| | 취침 직전 양치 | |
| | 순수 알코올 섭취량(mL) | |

| 토 | | |
|---|---|---|
| | 기상 직후 양치 | ✓ |
| | 아침 식전 고함량 카카오 초콜릿 5g | |
| | 하루 20분 이상 걷기 | |
| | 아침 슬로우 스쿼트 2~3세트 | |
| | 점심 식전 카카오 고함량 초콜릿 5g | |
| | 저녁 식전 카카오 고함량 초콜릿 5g | |
| | 저녁 슬로우 스쿼트 2~3세트 | |
| | 취침 직전 양치 | |
| | 순수 알코올 섭취량(mL) | |

| 일 | | |
|---|---|---|
| | 기상 직후 양치 | ✓ |
| | 아침 식전 고함량 카카오 초콜릿 5g | |
| | 하루 20분 이상 걷기 | |
| | 아침 슬로우 스쿼트 2~3세트 | |
| | 점심 식전 카카오 고함량 초콜릿 5g | |
| | 저녁 식전 카카오 고함량 초콜릿 5g | |
| | 저녁 슬로우 스쿼트 2~3세트 | |
| | 취침 직전 양치 | |
| | 순수 알코올 섭취량(mL) | |

# 주간 건강 습관
## Check list

| 월 | | |
|---|---|---|
| | 기상 직후 양치 | ✓ |
| | 아침 식전 고함량 카카오 초콜릿 5g | |
| | 하루 20분 이상 걷기 | |
| | 아침 슬로우 스쿼트 2~3세트 | |
| | 점심 식전 카카오 고함량 초콜릿 5g | |
| | 저녁 식전 카카오 고함량 초콜릿 5g | |
| | 저녁 슬로우 스쿼트 2~3세트 | |
| | 취침 직전 양치 | |
| | 순수 알코올 섭취량(mL) | |

| 화 | | |
|---|---|---|
| | 기상 직후 양치 | ✓ |
| | 아침 식전 고함량 카카오 초콜릿 5g | |
| | 하루 20분 이상 걷기 | |
| | 아침 슬로우 스쿼트 2~3세트 | |
| | 점심 식전 카카오 고함량 초콜릿 5g | |
| | 저녁 식전 카카오 고함량 초콜릿 5g | |
| | 저녁 슬로우 스쿼트 2~3세트 | |
| | 취침 직전 양치 | |
| | 순수 알코올 섭취량(mL) | |

| 수 | | |
|---|---|---|
| | 기상 직후 양치 | ✓ |
| | 아침 식전 고함량 카카오 초콜릿 5g | |
| | 하루 20분 이상 걷기 | |
| | 아침 슬로우 스쿼트 2~3세트 | |
| | 점심 식전 카카오 고함량 초콜릿 5g | |
| | 저녁 식전 카카오 고함량 초콜릿 5g | |
| | 저녁 슬로우 스쿼트 2~3세트 | |
| | 취침 직전 양치 | |
| | 순수 알코올 섭취량(mL) | |

## 목

|  | |
|---|---|
| 기상 직후 양치 | ✓ |
| 아침 식전 고함량 카카오 초콜릿 5g | |
| 하루 20분 이상 걷기 | |
| 아침 슬로우 스쿼트 2~3세트 | |
| 점심 식전 카카오 고함량 초콜릿 5g | |
| 저녁 식전 카카오 고함량 초콜릿 5g | |
| 저녁 슬로우 스쿼트 2~3세트 | |
| 취침 직전 양치 | |
| 순수 알코올 섭취량(mL) | |

## 금

|  | |
|---|---|
| 기상 직후 양치 | ✓ |
| 아침 식전 고함량 카카오 초콜릿 5g | |
| 하루 20분 이상 걷기 | |
| 아침 슬로우 스쿼트 2~3세트 | |
| 점심 식전 카카오 고함량 초콜릿 5g | |
| 저녁 식전 카카오 고함량 초콜릿 5g | |
| 저녁 슬로우 스쿼트 2~3세트 | |
| 취침 직전 양치 | |
| 순수 알코올 섭취량(mL) | |

## 토

|  | |
|---|---|
| 기상 직후 양치 | ✓ |
| 아침 식전 고함량 카카오 초콜릿 5g | |
| 하루 20분 이상 걷기 | |
| 아침 슬로우 스쿼트 2~3세트 | |
| 점심 식전 카카오 고함량 초콜릿 5g | |
| 저녁 식전 카카오 고함량 초콜릿 5g | |
| 저녁 슬로우 스쿼트 2~3세트 | |
| 취침 직전 양치 | |
| 순수 알코올 섭취량(mL) | |

## 일

|  | |
|---|---|
| 기상 직후 양치 | ✓ |
| 아침 식전 고함량 카카오 초콜릿 5g | |
| 하루 20분 이상 걷기 | |
| 아침 슬로우 스쿼트 2~3세트 | |
| 점심 식전 카카오 고함량 초콜릿 5g | |
| 저녁 식전 카카오 고함량 초콜릿 5g | |
| 저녁 슬로우 스쿼트 2~3세트 | |
| 취침 직전 양치 | |
| 순수 알코올 섭취량(mL) | |

# 주간 건강 습관
## Check list

| 월 | | |
|---|---|---|
| | 기상 직후 양치 | ✔ |
| | 아침 식전 고함량 카카오 초콜릿 5g | |
| | 하루 20분 이상 걷기 | |
| | 아침 슬로우 스쿼트 2~3세트 | |
| | 점심 식전 카카오 고함량 초콜릿 5g | |
| | 저녁 식전 카카오 고함량 초콜릿 5g | |
| | 저녁 슬로우 스쿼트 2~3세트 | |
| | 취침 직전 양치 | |
| | 순수 알코올 섭취량(mL) | |

| 화 | | |
|---|---|---|
| | 기상 직후 양치 | ✔ |
| | 아침 식전 고함량 카카오 초콜릿 5g | |
| | 하루 20분 이상 걷기 | |
| | 아침 슬로우 스쿼트 2~3세트 | |
| | 점심 식전 카카오 고함량 초콜릿 5g | |
| | 저녁 식전 카카오 고함량 초콜릿 5g | |
| | 저녁 슬로우 스쿼트 2~3세트 | |
| | 취침 직전 양치 | |
| | 순수 알코올 섭취량(mL) | |

| 수 | | |
|---|---|---|
| | 기상 직후 양치 | ✔ |
| | 아침 식전 고함량 카카오 초콜릿 5g | |
| | 하루 20분 이상 걷기 | |
| | 아침 슬로우 스쿼트 2~3세트 | |
| | 점심 식전 카카오 고함량 초콜릿 5g | |
| | 저녁 식전 카카오 고함량 초콜릿 5g | |
| | 저녁 슬로우 스쿼트 2~3세트 | |
| | 취침 직전 양치 | |
| | 순수 알코올 섭취량(mL) | |

## 목

- 기상 직후 양치 ✓
- **아침 식전** 고함량 카카오 초콜릿 5g
- **하루 20분 이상 걷기**
- 아침 슬로우 스쿼트 2~3세트
- **점심 식전** 카카오 고함량 초콜릿 5g
- **저녁 식전** 카카오 고함량 초콜릿 5g
- 저녁 슬로우 스쿼트 2~3세트
- **취침 직전** 양치
- **순수** 알코올 섭취량(mL)

## 금

- 기상 직후 양치 ✓
- **아침 식전** 고함량 카카오 초콜릿 5g
- **하루 20분 이상 걷기**
- 아침 슬로우 스쿼트 2~3세트
- **점심 식전** 카카오 고함량 초콜릿 5g
- **저녁 식전** 카카오 고함량 초콜릿 5g
- 저녁 슬로우 스쿼트 2~3세트
- **취침 직전** 양치
- **순수** 알코올 섭취량(mL)

## 토

- 기상 직후 양치 ✓
- **아침 식전** 고함량 카카오 초콜릿 5g
- **하루 20분 이상 걷기**
- 아침 슬로우 스쿼트 2~3세트
- **점심 식전** 카카오 고함량 초콜릿 5g
- **저녁 식전** 카카오 고함량 초콜릿 5g
- 저녁 슬로우 스쿼트 2~3세트
- **취침 직전** 양치
- **순수** 알코올 섭취량(mL)

## 일

- 기상 직후 양치 ✓
- **아침 식전** 고함량 카카오 초콜릿 5g
- **하루 20분 이상 걷기**
- 아침 슬로우 스쿼트 2~3세트
- **점심 식전** 카카오 고함량 초콜릿 5g
- **저녁 식전** 카카오 고함량 초콜릿 5g
- 저녁 슬로우 스쿼트 2~3세트
- **취침 직전** 양치
- **순수** 알코올 섭취량(mL)

**옮긴이
이효진**

한국외국어대학교 통번역대학원 한일과를 졸업한 후 국제회의 통역사, 바른번역 소속 번역가로 활동하고 있다. 어렸을 때 일본에서 생활하며 통번역사가 되고 싶다는 꿈을 키웠다. 옮긴 책으로는 『예민한 아이를 키우는 엄마의 불안이 사라지는 책』, 『때려치우기의 기술』, 『실수하지 않는 사람들의 사소한 습관』, 『일하는 당신을 위한 최고의 수면법』, 『백년 심장 만들기』, 『오십에서 멈추는 혈관 백 세까지 건강한 혈관』, 『공부머리 뇌과학』 등이 있다.

# 간이 살아야 내가 산다

1판 1쇄 발행    2025년 12월 22일

지은이    구리하라 다케시
옮긴이    이효진

펴낸이    김시종
펴낸곳    링크북스
출판등록    제2023-000087호
전화    070-8064-0392
팩스    02-2179-9721
전자우편    linkbooks23@gmail.com
홈페이지    www.linkbooks23.com
인스타그램    @linkbooks23

ISBN 979-11-990952-4-3 03510

- 이 책은 저작권법에 따라 보호받는 저작물이므로 무단 전재와 무단 복제를 금합니다.
- 이 책의 일부 또는 전부를 이용하려면 반드시 지작권자와 링크북스의 서면 동의를 얻어야 합니다.
- 잘못된 책은 구입하신 서점에서 바꾸어 드립니다.